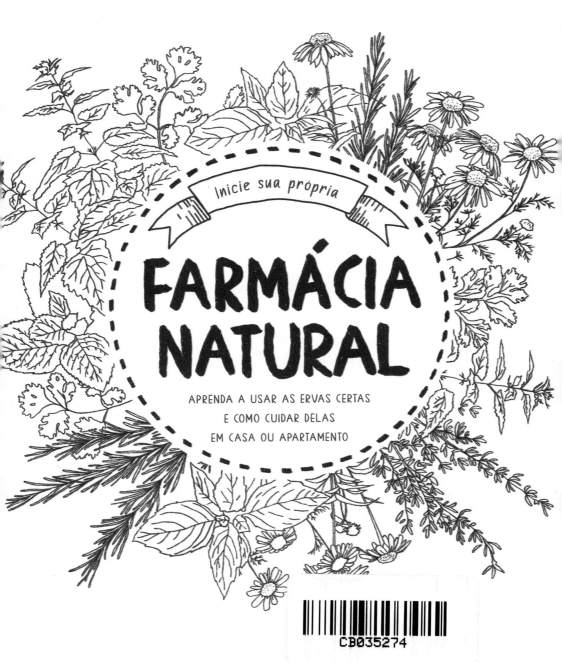

FARMÁCIA NATURAL

Inicie sua própria

APRENDA A USAR AS ERVAS CERTAS
E COMO CUIDAR DELAS
EM CASA OU APARTAMENTO

Gabriela Elimelek Cezar

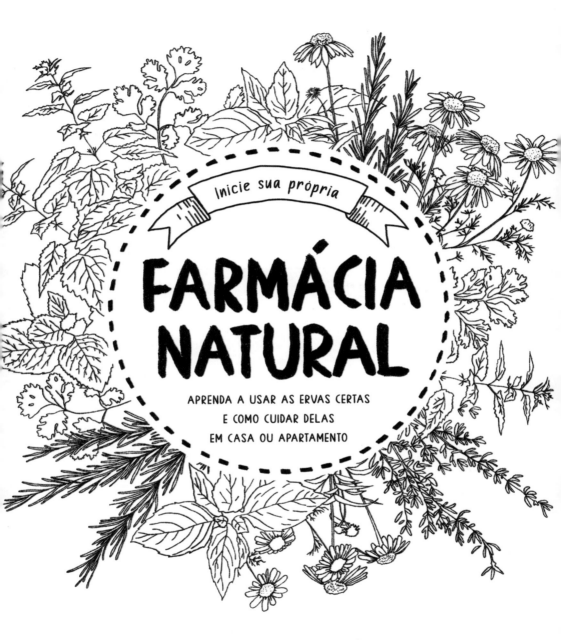

Inicie sua própria

FARMÁCIA NATURAL

APRENDA A USAR AS ERVAS CERTAS
E COMO CUIDAR DELAS
EM CASA OU APARTAMENTO

Literare Books International

1ª EDIÇÃO

©2021 Gabriela Elimelek Cezar
Direitos de edição: Gabriela Elimelek Cezar
Presidente: Mauricio Sita
Vice-presidente: Alessandra Ksenhuck
Diretora de projetos: Gleide Santos
Diretora executiva: Julyana Rosa
Relacionamento com o cliente: Claudia Pires
Revisão ortográfica: Rodrigo Rainho e Ivani Rezende
Capa: Victor Prado / Ana Spett
Projeto gráfico: Ana Spett
Ilustrações: Ana Spett
Impressão: Trust

Dados Internacionais de Catalogação na Publicação (CIP)
(eDOC BRASIL, Belo Horizonte/MG)

C425i

Cezar, Gabriela Elimelek
　　Inicie sua própria farmácia natural / Gabriela Elimelek Cezar. – São Paulo, SP: Literare Books International, 2021.
　　16 x 23 cm

　　ISBN 978-65-5922-102-8

　　1. Plantas medicinais. 2. Farmácia natural. 3. Naturopatia. I. Título.
CDD 615.537

Elaborado por Maurício Amormino Júnior – CRB6/2422

1ª edição

Grafia atualizada segundo o Acordo Ortográfico da Língua Portuguesa de 1990, em vigência no Brasil a partir de 2009.
Impresso no Brasil
TODOS OS DIREITOS DE REPRODUÇÃO RESERVADOS

Literare Books International Ltda.
Alameda dos Guatás, 102 – Saúde– São Paulo, SP. CEP: 04053-040
Fone: (0**11) 2659-0968
site: www.literarebooks.com.br
e-mail: contato@literarebooks.com.br

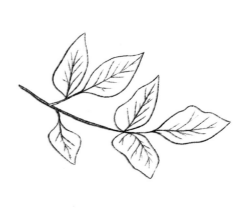

Dedicatória

Conforme a lei da constelação, vou seguir minha dedicatória com a forma hierárquica da história da minha vida.

Agradeço a Deus, aos meus antepassados, aos meus avós e, principalmente, aos meus pais, Fernando e Ewa, imigrantes que vieram de países tão distantes como Egito e Polônia, fugidos da Segunda Guerra, para se encontrarem neste país maravilhoso chamado Brasil, onde eu nasci, com a minha irmã Sabrina, que recebi não apenas como irmã, mas como alguém que eu sabia que teria que cuidar para sempre. De alguma forma, sempre soube que o elo maior não era apenas o de sangue, mas sim o do amor fraterno, irrestrito e ilimitado da irmã mais velha para a irmã mais nova, unidas e sempre, sempre juntas... as Meninas. Agradeço também aos meus três irmãos, Fernanda, Natalia e Patrick, que vieram mais tarde, quando eu já estava na fase adulta, e cada um, do seu jeitinho, me ensinou muito, sobre amor, cuidados e bem-querer.

Dedico também este livro ao meu marido Cassio e minhas duas filhas, Lana e Nina, que eu amo tanto, que aguentam minhas maluquices, que me socorreram no dia do meu primeiro ataque de pânico, quando toda esta história começou, que viram eu transformar a nossa casa em um zoológico e depois em uma floresta amazônica, mesmo às vezes não achando correto e esbravejando, no final, aceitavam minhas atitudes.

Dedico a toda minha família, que se preocupou comigo e me apoiou naqueles piores dias: minha sogra e sogro, Norma e Victor, meus cunhados, Mauro e Juliano, e meus sobrinhos lindos, Victor, Bruno, Diego e Caio.

Dedico aos meus amigos que me acompanharam durante toda a transformação do ser que eu era para quem sou hoje. Uma caminhada de aceitação, de compartilhamento e de apoio; em especial Juliana e Victor.

Dedico aos índios deste país, que sofreram para continuar com suas tradições e seus conhecimentos, e passaram isso para o homem branco, que pôde passar de geração em geração, para que soubéssemos hoje o porquê de não podermos desmatar as florestas e perder milhares de espécies de ervas que estão em extinção. Sem elas, muitas doenças poderão ficar sem cura.

Dedico aos antigos que, por mais que o trabalho tenha sido desvalorizado, década após década, sempre insistem em passar seu conhecimento para alguém. Assim a sabedoria deste mundo curador não se perdeu; cá estou eu hoje aqui, podendo passar um pouco dele para você, que está lendo este livro neste momento. Rezo para que você também espalhe isso por aí, para conhecidos, filhos, sobrinhos. Assim, mais e mais gerações poderão usufruir de todo esse presente gigantesco que Deus nos deu e que está aí à disposição de todos, e de graça.

Por último, e não menos importante, dedico este livro a todos os amigos que fiz no meu perfil do Instagram e que tanto me incentivaram a publicar um herbário, que me agradeciam pelas dicas e demonstrações por meio dos vídeos. Isso realmente é o que motiva uma pessoa a ir além, saber que aquele tempo que ela está se dedicando a outras pessoas importa, que de fato você fez algo de bom para o próximo. Assim, não os considero como seguidores, mas sim amigos, a quem pude ajudar, ajudo e ajudarei até quando Deus me permitir.

Muita gratidão a todos!

Agradecimentos

Agradecimentos para as pessoas que foram essenciais para que este sonho se tornasse uma realidade.

Além de dedicar, quero também agradecer a Deus, que me permitiu viver tudo isto que estou vivendo agora.

Agradeço à energia das ervas, plantas, cascas, raízes e sementes que, de alguma forma, sempre estiveram ligadas a mim.

Agradeço à Anunciata e ao André, pais do Centro que eu frequento, e ao Ricardo Luis, que me levou até lá em um momento muito crítico da minha vida. Esses três fazem a diferença na minha caminhada, esses são meus anjos na Terra. Eles permitiram que eu tivesse contato com essa energia que traz luz a algo que eu não sabia que era o conhecimento das ervas. Gratidão por cada aula, por cada atendimento, em que aprendi para que servem os banhos e a utilização das ervas. Agradeço ao meu querido Lopes, meu mentor, e às queridas Emily e Dum, que sempre nos receberam e cuidaram tão bem de mim e da minha família quando estávamos lá.

Agradeço a uma pessoa que hoje é casada com meu pai, que me tirou de um quadrado em que eu vivi até meus 17 anos e me apresentou as diversas formas de amar Deus, me levando a conhecer diversas religiões, que são praticadas mundo afora. Renata, gratidão!

Gratidão à Cabocla Potira, que tanto insistiu para que eu fizesse este caminho. É uma luz, uma vibração, uma energia, inspiração, ela é tudo, ela é mais um presente de Deus na minha vida e na de todos que precisam aprender os segredos dessas matas, transformadas em ervas e em curas para nossas dores. Gratidão sem fim... *Okê* Caboclo!

Gratidão à minha querida Letícia Vidigal, terapeuta de *Ho'oponopono*. Com ela e suas práticas vindas das técnicas de Mornah Simeona e Dr. Hew Lew, no Havaí, comecei a ter aberturas no véu que cobria a mente e que não permitia que enxergasse além dos problemas que eu vivia.

Por fim, agradeço imensamente a duas pessoas que apareceram no momento certo, na hora certa, como Deus faz. Tudo no tempo Dele. Foi mesmo como uma mágica que reencontrei pelo caminho Adriano Fromer, amigo querido que conheço desde meus 16 anos, e Paula Baccelli, hoje minha terapeuta alternativa, que já seguia assistindo a suas aulas em *webinars* há uns dois anos. Esses dois juntos fizeram uma revolução naquilo que eu achava que já estava revolucionado. Certamente, você não estaria lendo este livro se não fossem esses dois.

Gratidão imensa!

Sumário

29	PREFÁCIO
33	APRESENTAÇÃO

PARTE I - ENTRANDO EM SINTONIA COM AS ERVAS

39	INTRODUÇÃO
43	CAPÍTULO 1: A ÁGUA
47	CAPÍTULO 2: A SAMAMBAIA
51	CAPÍTULO 3: A PALAVRA DITA
55	CAPÍTULO 4: A VIBRAÇÃO OU ENERGIA
59	CAPÍTULO 5: ORAÇÕES

PARTE II - ENCONTRE A MANEIRA CORRETA DE USAR

65	CAPÍTULO 6: RECEITAS E FORMAS DE USO - CHÁS
67	INFUSÃO
67	DECOCÇÃO

71	CAPÍTULO 7: RECEITAS E FORMAS DE USO – BANHOS
72	BANHO COM ERVAS FRESCAS, RAÍZES, CASCAS E ERVAS SECAS
73	BANHO COM ERVAS FRESCAS
74	BANHO COM RAÍZES, CASCAS E ERVAS SECAS
75	BANHOS QUE UTILIZEM SAL GROSSO COM OU SEM ERVAS
76	CLASSIFICAÇÃO DAS ERVAS PARA BANHOS
79	CAPÍTULO 8: RECEITAS E FORMAS DE USO – INCENSO
80	INCENSO FEITO COM FOLHAS SECAS
82	INCENSO FEITO COM FOLHAS FRESCAS
85	CAPÍTULO 9: RECEITAS E FORMAS DE USO – TINTURA
91	CAPÍTULO 10: RECEITAS E FORMAS DE USO – POMADAS
95	CAPÍTULO 11: OUTRAS FORMAS DE USO ESCALDA-PÉS, AROMATIZADOR DE AMBIENTES, ÓLEO DE ERVAS, AMULETOS E REPELENTES
96	ESCALDA-PÉS
98	AROMATIZADOR DE AMBIENTES
102	ÓLEO DE ERVAS
103	AMULETOS
105	REPELENTES
	PARTE III - O SURGIMENTO DO MOVIMENTO DAS FARMÁCIAS NATURAIS
109	CAPÍTULO 12: MEDICINA ALTERNATIVA CURANDEIRISMO/RAIZEIRAS/PAJÉ/HERBORISTA
111	CURANDEIRISMO
111	RAIZEIRAS
112	PAJÉ
112	HERBORISTA
115	CAPÍTULO 13: FERRAMENTAS DO POVO QUE USA AS ERVAS PARA CURAR
119	CAPÍTULO 14: O QUE É UMA FARMÁCIA NATURAL?

121	CAPÍTULO 15: COMO SE MONTA UMA FARMÁCIA NATURAL EM UMA CASA OU APARTAMENTO?
121	APARTAMENTO
123	CASA
125	CAPÍTULO 16: COMO ESCOLHER AS ERVAS CERTAS PARA CUIDAR DE MIM E DA MINHA FAMÍLIA?
131	CAPÍTULO 17: COMO DEVO PLANTAR AS MUDAS E COMO DEVO FAZER A PODA PARA USO DAS ERVAS?
135	CAPÍTULO 18: COMO ARMAZENAR AS ERVAS COM POUCO USO, PARA QUE TENHAMOS NA HORA QUE PRECISARMOS?
139	CAPÍTULO 19: MATERIAIS QUE DEVO TER PARA USO NA FARMÁCIA
	PARTE IV - CONHEÇA 60 ERVAS MAIS UTILIZADAS POR BRASILEIROS
143	CAPÍTULO 20: AS 60 ERVAS MEDICINAIS BRASILEIRAS RECONHECIDAS PELA OMS E INDICADAS PELOS MÉDICOS NO BRASIL DESDE 2017
146	1. ABACATEIRO, folha
147	2. ACÔNITO, raiz
148	3. ALCACHOFRA, folha
149	4. ALCAÇUZ, raiz
150	5. ALHO, bulbo
151	6. ALOE, exsudato seco
152	7. ALTEIA, raiz
153	8. AMEIXA, fruto
154	9. ANGICO, casca
155	10. ANIS-DOCE, fruto
156	11. ANIS-ESTRELADO, fruto
157	12. ARNICA, flor
158	13. AROEIRA, casca
159	14. BARBATIMÃO, casca
160	15. BAUNILHA, fruto

161	16. BELADONA, folha
162	17. BENJOIM, casca, folha e flor
163	18. BOLDO, folha
164	19. CALÊNDULA, flor
165	20. CAMOMILA, flor
166	21. CANELA-DA-CHINA, casca
167	22. CANELA-DO-CEILÃO, casca
168	23. CAPIM-LIMÃO, folha
169	24. CARDAMOMO, semente
170	25. CARQUEJA, caule alado
171	26. CÁSCARA SAGRADA, casca
172	27. CASTANHA-DA-ÍNDIA, semente
173	28. CENTELLA, folha
174	29. CHAMBÁ, folha
175	30. CHAPÉU-DE-COURO, folha
176	31. COENTRO, folha e fruto
177	32. CRATAEGO, folha e flor
178	33. CRAVO-DA-ÍNDIA, botão floral
179	34. CÚRCUMA, rizoma
180	35. ENDRO, fruto
181	36. ESPINHEIRA-SANTA, folha
182	37. ESTÉVIA, folha
183	38. ESTRAMÔNIO, folha
184	39. EUCALIPTO, folha
185	40. FUNCHO-AMARGO, fruto
186	41. FUNCHO-DOCE, fruto
187	42. GARRA-DO-DIABO, raiz
188	43. GENCIANA, rizoma e raiz

189	44. GENGIBRE, rizoma
190	45. GOIABEIRA, folha
191	46. GUACO-CHEIROSO, folha
192	47. GUARANÁ, semente
193	48. HAMAMÉLIS, folha
194	49. HORTELÃ-DO-BRASIL, parte aérea
195	50. HORTELÃ-PIMENTA, folha
196	51. JUCÁ, casca, folha, fruto
197	52. LARANJA-AMARGA, exocarpo
198	53. MACELA, flor
199	54. MALVA, flor
200	55. MARACUJÁ-AZEDO, folha, casca, polpa, sementes
201	56. MELISSA, folha
202	57. PITANGUEIRA, folha
203	58. QUEBRA-PEDRA, parte aérea
204	59. RUIBARBO, rizoma e raiz
205	60. TANCHAGEM, folha
207	CAPÍTULO 21: MAIS QUE CURAS FÍSICAS
211	CAPÍTULO 22: AJUDE A SUA COMUNIDADE
215	CONCLUSÃO
223	BIBLIOGRAFIA

DOENÇAS - ERVAS MEDICINAIS

Ácido úrico
197 laranja-amarga

Acne
181 espinheira-santa
184 eucalipto
193 hamamélis
202 pitangueira

Afta
146 abacateiro
164 calêndula
199 malva
205 tanchagem

Alergia
164 calêndula
188 genciana
191 guaco-cheiroso

Alucinação
183 estramônio

Alzheimer
150 alho
179 cúrcuma
204 ruibarbo

Amenorreia
167 canela-do-ceilão
185 funcho-amargo

Amigdalite
146 abacateiro
199 malva
205 tanchagem

Anemia
146 abacateiro
148 alcachofra
180 endro

Anorexia
188 genciana

Ansiedade
147 acônito
149 alcaçuz
162 benjoim
168 capim-limão
173 centella
174 chambá
179 cúrcuma
194 hortelã-do-Brasil
201 melissa

Asma
147 acônito
155 anis-doce
169 cardamomo
174 chambá
179 cúrcuma
184 eucalipto
185 funcho-amargo
194 hortelã-do-Brasil
196 jucá

Arteriosclerose
175 chapéu-de-couro

Artrite
149 alcaçuz
150 alho
158 aroeira
161 beladona
162 benjoim
167 canela-do-ceilão
168 capim-limão
173 centella
175 chapéu-de-couro
179 cúrcuma
187 garra-do-diabo
188 genciana
189 gengibre
197 laranja-amarga
202 pitangueira

20 INICIE SUA PRÓPRIA FARMÁCIA NATURAL

Artrose
187 garra-do-diabo

AVC
174 chambá

Azia
181 espinheira-santa
188 genciana
189 gengibre
198 macela
203 quebra-pedra
205 tanchagem

Bronquite
146 abacateiro
147 acônito
152 alteia
155 anis-doce
162 benjoim
169 cardamomo
174 chambá
184 eucalipto
185 funcho-amargo
186 funcho-doce
191 guaco-cheiroso
194 hortelã-do-Brasil
196 jucá
199 malva
202 pitangueira

Bulimia
188 genciana

Bursite
187 garra-do-diabo

Cãibras
168 capim-limão
195 hortelã-pimenta
198 macela

Candidíase
164 calêndula
182 estévia
190 goiabeira

Câncer
150 alho
156 anis-estrelado
169 cardamomo
171 cáscara sagrada
176 coentro
178 cravo-da-índia
179 cúrcuma
181 espinheira-santa
190 goiabeira
196 jucá
201 melissa
202 pitangueira
203 quebra-pedra

Cansaço (fadiga)
146 abacateiro
179 cúrcuma

184 eucalipto
189 gengibre
192 guaraná

Celulite
192 guaraná

Cervicite
158 aroeira

Cervicovaginite
158 aroeira

Cistite
198 macela

Colecistite
198 macela

Colesterol
148 alcachofra
150 alho
153 ameixa
171 cáscara sagrada
177 crataego
179 cúrcuma
189 gengibre
190 goiabeira
198 macela
201 melissa

Cólica intestinal
155 anis-doce
161 beladona
180 endro
198 macela

Cólica menstrual
165 camomila
172 castanha-da-índia
185 funcho-amargo
201 melissa

Cólica renal e pedras nos rins
203 quebra-pedra

Congestão pulmonar
147 acônito

Convulsões
160 baunilha

Coqueluche
154 angico

Demência
150 alho

Depressão
160 baunilha
174 chambá
188 genciana
192 guaraná
197 laranja-amarga
201 melissa

Dermatite
164 calêndula
172 castanha-da-índia

Diabetes
146 abacateiro
152 alteia
164 calêndula
166 canela-da-china
170 carqueja
179 cúrcuma
182 estévia
188 genciana
190 goiabeira
196 jucá
200 maracujá-azedo
203 quebra-pedra

Diarreia
146 abacateiro
154 angico
167 canela-do-ceilão
185 funcho-amargo

188 genciana
190 goiabeira
192 guaraná
198 macela

Dismenorreia
185 funcho-amargo

Dispepsia
146 abacateiro
155 anis-doce
167 canela-do-ceilão
197 laranja-amarga

Diurese
197 laranja-amarga

Dor de barriga
146 abacateiro
155 anis-doce

Dor de estômago
165 camomila
180 endro
181 espinheira-santa
185 funcho-amargo
186 funcho-doce
190 goiabeira
192 guaraná
198 macela

Dor muscular
157 arnica
184 eucalipto
189 gengibre

Dor na garganta
149 alcaçuz
152 alteia
175 chapéu-de-couro
184 eucalipto
193 hamamélis
199 malva
202 pitangueira
205 tanchagem

Eczema
172 castanha-da-índia
179 cúrcuma
181 espinheira-santa
188 genciana
191 guaco-cheiroso
194 hortelã-do-Brasil

Enxaqueca (dor de cabeça)
146 abacateiro
168 capim-limão
169 cardamomo
174 chambá
192 guaraná
194 hortelã-do-Brasil

198 macela
200 maracujá-azedo
201 melissa

Escorbuto
197 laranja-amarga

Erisipela
151 aloe
163 boldo

Estomatite
146 abacateiro
149 alcaçuz
199 malva

Estresse
146 abacateiro
162 benjoim
169 cardamomo
174 chambá
180 endro
190 goiabeira
192 guaraná
194 hortelã-do-Brasil
197 laranja-amarga
198 macela
201 melissa

Falta de apetite
188 genciana
192 guaraná

Faringite
154 angico
199 malva
205 tanchagem

Febre alta
147 acônito

Feridas na pele
147 acônito

Fibromialgia
187 garra-do-diabo

Gastrite
149 alcaçuz
163 boldo
169 cardamomo
170 carqueja
181 espinheira-santa
188 genciana
189 gengibre
198 macela
199 malva

Gases
146 abacateiro
148 alcachofra
155 anis-doce
156 anis-estrelado
163 boldo

167 canela-do-ceilão
169 cardamomo
180 endro
185 funcho-amargo
186 funcho-doce
194 hortelã-do-Brasil

Gengivite
194 hortelã-do-Brasil
196 jucá

Gonorreia
154 angico

Gota
146 abacateiro
147 acônito
162 benjoim
175 chapéu-de-couro
188 genciana

Gripe
147 acônito
152 alteia
154 angico
156 anis-estrelado
167 canela-do-ceilão
169 cardamomo
180 endro
186 funcho-doce
191 guaco-cheiroso

194 hortelã-do-Brasil
195 hortelã-pimenta
197 laranja-amarga
198 macela

Hemorragia
157 arnica
159 barbatimão
171 cáscara sagrada
190 goiabeira

Hemorroidas
151 aloe
153 ameixa
164 calêndula
169 cardamomo
172 castanha-da-índia
173 centella
192 guaraná
193 hamamélis

Hepatite
146 abacateiro
149 alcaçuz

Hérnia
185 funcho-amargo

Hiperatividade
182 estévia
200 maracujá-azedo

Hipocondria
160 baunilha

Icterícia
188 genciana
198 macela

Impotência sexual
192 guaraná
198 macela

Inflamação urinária
146 abacateiro
175 chapéu-de-couro
184 eucalipto

Inflamações de pele
172 castanha-da-índia
191 guaco-cheiroso
193 hamamélis

Insônia
160 baunilha
168 capim-limão
173 centella
180 endro
197 laranja-amarga
200 maracujá-azedo
201 melissa

24 INICIE SUA PRÓPRIA FARMÁCIA NATURAL

Laringite
147 acônito
162 benjoim
205 tanchagem

Leucorreia
154 angico
158 aroeira

Libido
169 cardamomo
178 cravo-da-índia
197 laranja-amarga

Litíase
175 chapéu-de-couro

Má digestão
146 abacateiro
165 camomila
170 carqueja
182 estévia
185 funcho-amargo
188 genciana
189 gengibre
190 goiabeira
196 jucá
205 tanchagem

Medo, fobia, síndrome do pânico
147 acônito

Nefrite
175 chapéu-de-couro
198 macela

Obesidade (perda de peso)
173 centella
180 endro
182 estévia
186 funcho-doce
189 gengibre
190 goiabeira
191 guaco-cheiroso
192 guaraná
197 laranja-amarga
200 maracujá-azedo

Osteoartrite
150 alho

Osteoporose
204 ruibarbo

Parkinson
179 cúrcuma

Pedra nos rins
146 abacateiro

Pneumonia
147 acônito

Pressão arterial (hipertensão)
148 alcachofra
150 alho
169 cardamomo
175 chapéu-de-couro
176 coentro
177 crataego
181 espinheira-santa
182 estévia
189 gengibre
200 maracujá-azedo
201 melissa
202 pitangueira
203 quebra-pedra

Prisão de ventre
163 boldo
171 cáscara sagrada
192 guaraná
193 hamamélis
197 laranja-amarga
199 malva
203 quebra-pedra
204 ruibarbo

Problemas do fígado
146 abacateiro

Psoríase
151 aloe
179 cúrcuma

Raquitismo
154 angico

Refluxo gastroesofágico
149 alcaçuz

Resfriado
152 alteia
154 angico
162 benjoim
167 canela-do-ceilão
169 cardamomo
179 cúrcuma
180 endro
186 funcho-doce
188 genciana
189 gengibre
191 guaco-cheiroso
194 hortelã-do-Brasil
195 hortelã-pimenta
198 macela

Retenção de líquidos
167 canela-do-ceilão
170 carqueja
176 coentro
198 macela

Reumatismo
147 acônito
149 alcaçuz
154 angico
160 baunilha
172 castanha-da-índia
175 chapéu-de-couro
179 cúrcuma
187 garra-do-diabo
191 guaco-cheiroso
198 macela
202 pitangueira

Rinite
184 eucalipto

Rouquidão
191 guaco-cheiroso
199 malva

Seborreia
151 aloe

Síndrome do intestino irritável
165 camomila
194 hortelã-do-Brasil

Sinusite
179 cúrcuma
184 eucalipto

Sistema parassimpático
183 estramônio

Tendinite
173 centella
187 garra-do-diabo

Tosse
146 abacateiro
152 alteia
154 angico
155 anis-doce
162 benjoim
167 canela-do-ceilão
169 cardamomo
174 chambá
184 eucalipto
185 funcho-amargo
189 gengibre

191 guaco-cheiroso
194 hortelã-do-Brasil
196 jucá
198 macela
199 malva
201 melissa
205 tanchagem

Trombose
174 chambá

Tuberculose
146 abacateiro
184 eucalipto

Úlcera
147 acônito
149 alcaçuz
152 alteia
159 barbatimão
165 camomila
169 cardamomo
170 carqueja
181 espinheira-santa
190 goiabeira
198 macela
199 malva

Varizes
146 abacateiro
173 centella
193 hamamélis

Vermes
146 abacateiro
172 castanha-da-índia
188 genciana
195 hortelã-pimenta

Prefácio

FOLHAS SAGRADAS
Uma das maiores personagens da natureza!
Sem folhas não existe energia mágica! O Axé!

E o que é o *Axé*?

Essa energia mágica vinda das folhas sagradas.

Axé é uma palavra na linguagem *Yorubá* (2ª língua mais falada pelo povo Nigério-Congolês na região do sul da África, adotada para o uso nos ritos religiosos afro-brasileiros) que, na tradução ao pé da letra, é força, poder, energia, mas seu real significado é que, ao pronunciar a palavra de 3 letras, o som *Axé*, que se escreve *Asé* pede que se manifeste o poder divino, a força.

Assim, podemos concluir que as FOLHAS SAGRADAS de Ossain, *Orixá* que possui o domínio sobre as folhas, a natureza e a chuva, trazem a cura de muitas formas diferentes. É uma energia mágica, capaz de fazer com que se manifeste o poder divino em nós. Isso independe de religião; qualquer ser vivo precisa das folhas para viver.

Folhas, o poder encantado da natureza que nos traz a cura.

Isso é possível no momento em que nos conectamos a elas, pelos rituais de uso, conforme cada *Orixá* estabelece.

Esses rituais podem ser banhos, chás, arranjos, entre tantas outras possibilidades que temos de uso dessas folhas enviadas por nosso pai Oxalá.

A cura que vem por esse encantamento chamado folhas tem o poder de trazer saúde para corpo e mente, de trazer a vida e afastar a morte, de trazer a alegria e afastar a tristeza. Como vieram das mãos da divindade, do Sagrado, são um presente que o homem aprendeu a usar no passado e deve seguir aprendendo como faziam os nossos ancestrais.

A Umbanda, religião afro-brasileira que significa arte da cura, entende que a grande importância das FOLHAS SAGRADAS está ligada às energias e à capacidade de eliminar e banir de nós as energias e vibrações negativas e nos encher de vibrações e de energia positiva, principalmente quando dizemos as palavras que as encantam, que as fazem lembrar o poder do tamanho de toda a natureza, do tamanho de todo o universo, do tamanho que nosso Pai lhes deu.

Ewé Orô é a tradução de Folhas Sagradas nessa língua que nos trouxe tanto conhecimento ancestral de uso e de cura, de formas de conexão com nosso pai, a Divindade que quer ver seus filhos a salvo de todo mal.

Todos nós podemos e devemos nos conectar com a natureza e seus poderes mágicos de cura, independente de credo ou religião, pois é nas folhas que estão os verdadeiros remédios para o caos da nossa alma.

Anunciata Maria Galves e André Lima
Dirigentes do T.U.C.O (Templo de Umbanda Cantuá dos Orixás)

Eu sou apaixonado por ervas, trabalho e as uso desde criancinha, quando minha mãe me levava no Terreiro.

Acredito muito no poder das ervas, o poder de transformar e renovar. Não só porque cresci com elas, mas porque as vi funcionar, em mim e em outros.

Vi ajudarem pessoas a melhorar a saúde, levantando pessoas que traziam pensamentos ruins, gente que nem levantava da cama por depressão, curando crianças, jovens, adultos e idosos.

As ervas nos curam de todos os males, tanto na cura material quanto na cura espiritual, pois eu sei muito bem o poder que as ERVAS têm.

Fiquei muito feliz em ler esta maravilhosa obra escrita pela Gabriela e me senti inspirado para escrever estas palavras, pois é isso que você, leitor, vai encontrar nas páginas deste livro.

Ricardo Luiz de Souza
Médium antigo do T.U.C.O (Terreiro de Umbanda Cantuá dos Orixás)

Apresentação

Permitam-me que eu me apresente devidamente.

Sou Gabriela Elimelek Cezar, mas gosto que me chamem de Gabi, nasci em 1976, em São Paulo, capital, sou filha de imigrantes, meu pai veio do Cairo, Egito, e minha mãe de Varsóvia, Polônia. As duas famílias lutaram muito ao chegar, não conheciam a língua, meu pai perdeu a mãe pouco depois de chegar ao Brasil, pois ela tinha pedras no rim e, naquela época, não se operava desse mal ainda. Minha mãe, minha avó e meu tio chegaram com meu avô da Polônia, mas pouco depois ele resolveu voltar à terra natal, abandonando a família aqui no Brasil. Porém, as famílias se estabeleceram e meu pai e minha mãe se conheceram em um clube, se casaram e viemos eu e minha irmã Sabrina.

Desde pequena, eu sempre gostei das flores e plantas, e me interessava muito em entender da reprodução delas, queria entender como funcionava, adorava levar para casa e ficar mexendo para achar onde ficava o pólen das flores.

Já nos três anos finais da escola, eu tinha decidido que faria Biologia, queria saber como poderia mexer com as plantas para que todas pudessem ser alimentos, queria saber como fazer alimentos que sustentassem mais as pessoas, eu tinha uma preocupação na época com populações muito carentes de alimentos. Eu me lembro bem de que passavam aqueles documentários das crianças raquíticas na África, sem comida, no canal *National Geographic* (NatGeo). Eu tinha CDs sobre isso e assistia bastante.

Mas nem tudo são flores, não é? Meu pai tem uma agência de eventos e precisava de mim, e não tinha como negar isso a ele. Sendo assim, tive que aprender *marketing* e publicidade, e o sonho da Biologia tinha ficado para trás.

Trabalho na agência até hoje. Mas há alguns anos, uns seis anos para ser exata, não estava concordando com algumas condutas de um sócio em um dos eventos da agência, então me afastei e resolvi fazer algo novo dentro daquilo que era a inteligência da empresa. Tive a oportunidade de trabalhar com uma pessoa que era diretor de tecnologia da Intel. Juntos fizemos uma plataforma de eventos *on-line*, do tipo que hoje todo mundo usa, para pagar um ao outro pelo computador, reuniões pelo computador, mas era mais para apresentações de bandas, tínhamos que escrever os textos do que queríamos falar, para apresentar aos clientes. Naquela época, eu fazia os textos para o conteúdo de Natureza, pelo qual pude me envolver novamente com as ervas e plantas que tinham ficado para trás, aos meus 18 anos.

Naquela época, ninguém se interessava por plataforma *on-line* ainda, por isso acabamos encerrando a empresa e eu voltei para os eventos. Era uma vida muito estressante, tínhamos que ficar noites sem dormir. Isso levava o corpo da gente ao esgotamento.

Foi então que meu amigo Ricardo nos levou para conhecer a Anunciata e o André, e eles começaram a nos tratar com os banhos de ervas. Como eu adorava o assunto, já ficava bem ligada para entender o que era o quê. Um dia aconteceu o primeiro ataque de pânico dentro do carro, na porta da escola das meninas. Meus membros ficaram completamente paralisados, eu não conseguia falar, nem mexer as mãos, nem os braços, nem as pernas, até meu abdômen travou. Naquele dia, eu achei que estava morrendo, e eu só pensava em tudo o que eu gostaria de ter feito e não fiz, pensei nos almoços que perdi com meu marido e minhas filhas, porque estava trabalhando, na vida sem paz que eu estava levando e naquelas coisas que eu tinha deixado para trás, como ser bióloga.

Mas, graças a Deus, eu não estava morrendo, meu corpo estava apagando porque eu não estava deixando-o descansar. Tive que tomar remédios com prescrição médica e, infelizmente, até hoje ainda tomo, mas já estou caminhando para aboli-los de vez da minha vida. Foi depois de um tempo que comecei a frequentar semanalmente o centro e as aulas do educandário, além de ler dezenas de livros, e fui fazendo e usando em mim, nas minhas meninas, e na minha irmã. Tive muito a ajuda dessa Luz, desse espírito ou dessa intuição maravilhosa da Potira, mas o resumo é que entendo das ervas, sei misturá-las, sei as quantidades, sei quais são melhores para o que, sei fazer todos os procedimentos de uso. Assim como é de vontade da inspiração, ofereço auxílio às pessoas que me procuram no Instagram para amenizar suas dores, indicando as melhores ervas e ensinando algumas das formas de preparação com elas. E é isso, coloco aqui todo meu conhecimento à disposição.

Gratidão a todos. Espero que apreciem as dicas e a leitura!

Fiquem com Deus!

PARTE I
ENTRANDO EM SINTONIA COM AS ERVAS

Introdução

Quando comecei a mexer com as ervas, a intuição ou, na minha linguagem, minha Luz e amiga de nome Potira me apresentava uma necessidade de falar de alguns elementos específicos, os quais estou apresentando neste livro em forma de herbário um pouco mais complexo.

Senti a necessidade de falar sobre uma folha específica, sobre a água que está presente em tudo, e sobre a palavra dita, que transforma e consolida a união dessa tríade em energia de cura.

Esse mecanismo foi se tornando muito forte, com isso a necessidade de atender às necessidades de todos os indivíduos que, de alguma forma, estão com uma energia de pensamento no mesmo nível de sintonia, fazendo com que isso se torne possível. Afinal, pela física quântica, uma coisa boa ou ruim acontece quando existe um coletivo com o mesmo pensamento. E, de alguma forma, fui atingida por essa intuição, a fazer valer o inconsciente comum, materializado em compartilhamento de conhecimentos em um perfil do Instagram, neste livro, um *e-book* resumido e diversas experiências de uso das folhas, ervas, cascas, raízes e sementes, que foram aparecendo no meio desse caminhar.

Assim também foi o pensamento de fazer com que todas as pessoas dessa coletividade entendam, vejam e se apoderem de dicas que as permitam ser cultivadoras das próprias curas, analisando em si mesmas suas verdadeiras necessidades.

Para isso, entendi que precisava compartilhar informações básicas, desde como instalar na casa o espaço necessário, a escolha certa de ervas, como plantar, como cuidar, como colher, como utilizar e avaliar o resultado.

Assim, essas pessoas poderão também passar isso para a própria coletividade, tornando-se algo que fará parte de um espaço comum, utilizável por todos, ao custo do trabalho do plantio e cuidadoso de todos.

Nossos sagrados curandeiros e raizeiros pelo Brasil afora poderão ser reconhecidos e ter novamente papel muito importante, até então esquecido e quase extinto: de ensinar às novas gerações os conhecimentos milenares dos antigos que habitaram esta terra e sobreviveram a tantas enfermidades, quanto nós ou mais. Assim teremos uma geração mais forte e mais saudável do que somos hoje, tanto na área física quanto mental.

Desejo, de coração, que todos possam aproveitar tanto estas linhas escritas quanto eu e outras milhares de pessoas que ainda se interessam por isso neste mundo.

Vamos lá!

Mãos à obra para montar sua primeira farmácia natural.

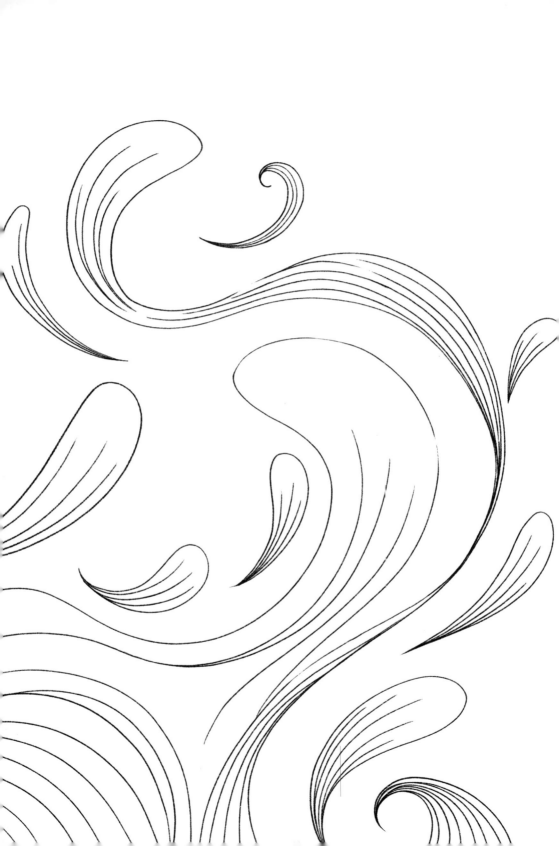

1
A ÁGUA

A água, cientificamente, é a união de dois dos mais importantes elementos da tabela periódica, uma molécula composta por três átomos, sendo dois de hidrogênio e um de oxigênio. Como tudo no mundo é composto por átomos, nós, seres humanos, somos compostos por átomos, os animais, a cadeira, a mesa, sua casa, seu carro e, é claro, a flora toda.

E se, na ciência, o átomo é a energia, e tudo é feito de átomos, então tudo tem energia. E a energia se comunica, uma com a outra.

Se prestarmos mais atenção, em algumas coisas existe a mesma forma de energia que compõe a maioria das coisas. Essa energia, composta pelos mesmos átomos que se correspondem, é a energia da água.

Se a água está presente em 90% do planeta, você é composto de 80% de água, os animais são compostos de 80% de água, nossa flora (plantas e flores) é composta de 80% de água.

O que isso significa?

Significa que a água é um condutor de energia, que liga os seres compostos desses átomos igualmente unidos.

E se ela liga esses seres de forma energética, o que se passa com um pode se passar com o outro, sendo essas energias boas ou ruins. Afinal, são meros condutores que emanam sua energia de um ser para outro, já que são feitos de átomos similares.

Quem aqui já viu que, quando tem alguém doente em uma casa, uma planta morre e a pessoa fica bem?

Ou quando você não se sente muito bem e um peixinho do seu aquário morre, parece que as coisas melhoraram, mesmo você tendo ficado triste com a morte do bichinho?

Pois é, já vivenciei isso comigo e com vários conhecidos por dezenas de vezes. Acredito que o condutor de energia que está em nós e neles se conectam passando de um para o outro, até o mais fraco não aguentar.

Essa energia que nos aproxima de forma tão incrível é a água presente em todos nós.

Mas do mesmo jeito que ela pode passar as coisas ruins, ela pode passar energias maravilhosas; aliás, não existe no mundo algo mais puro do que a água.

Imagine pegar a água pura, que nunca conheceu um ser humano, e tê-la junto de você, e cuidar dela, dizer palavras agradáveis a ela e oferecê-la a alguém de que você gosta? Isso só vai fazer bem a essa pessoa. Já existe um estudo sobre isso feito por um japonês chamado Masaru

Emoto, que fez um experimento com diversas gotas de água e, para algumas, eram ditas palavras feias e a outras, palavras bonitas. As gotas que receberam palavras feias apodreceram e as que receberam palavras bonitas ficaram lindas como um floco de neve todo desenhado. Então, como ele diz no experimento, se palavras negativas fazem isso com uma gota de água, imagina o que fazem com seu corpo feito 80% de água? Assim, para esse trabalho que estamos começando, vamos ter a água como um condutor de energia, e ela vai transportar as energias das ervas, para ajudar a nos curarmos.

Apenas tenha isso em mente para, mais para frente, quando falarmos das formas de uso das ervas, vocês entenderem por que é tão importante saber sobre a energia da água.

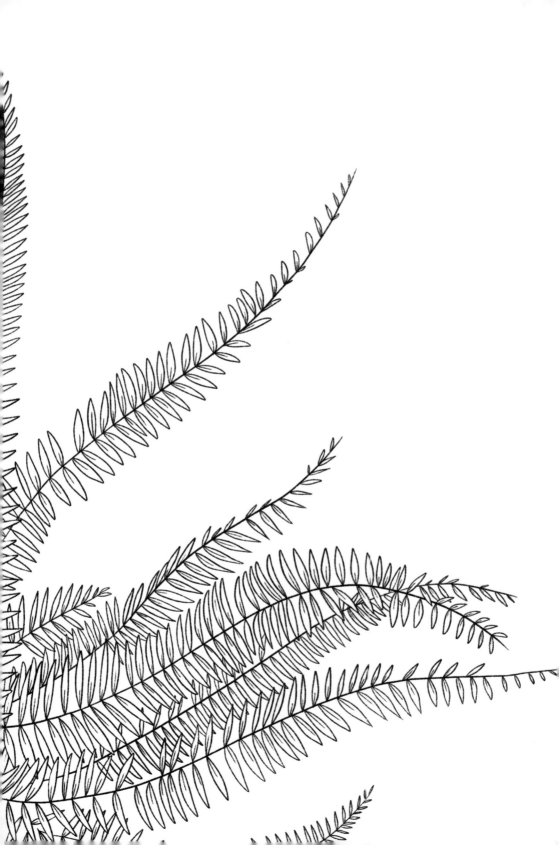

2
A SAMAMBAIA

Antes de começar a falar da samambaia, eu gostaria de explicar o porquê de ela estar neste lugar de destaque, dentre todas as outras ervas e folhas.

Essa planta de alguma forma foi a motivação que fez com que a minha amiga entidade Potira me empurrasse para fazer tudo o que fiz para chegar até aqui. Ela diz que, a partir da samambaia, chegamos à cura pelas ervas medicinais para todas as doenças, e que ela ainda tem muita cura para nos ensinar.

Dessa forma, ainda estou em estudo de todas as suas possibilidades, mas aqui vai um pouco da história da samambaia.

A samambaia é uma das plantas mais antigas do mundo. Ela existe desde o período Trisiático, quando eram encontrados fósseis da planta desse período, porém sua diversidade foi encontrada há 400 milhões de anos, no período Cretáceo.

Os estudos mostram que essa espécie foi imprescindível para o crescimento da fauna e flora para que chegassem até o que são nos dias de hoje, pois ela era fonte de alimento para os animais e também habitat, ainda ajudava na formação de um solo cheio de nutrientes para o crescimento das grandes florestas, com início na era carbonífera.

Só no Brasil já foram encontradas mais de 1.000 espécies de samambaias, e algumas espécies têm um poder muito especial, que é o de purificar os ambientes de metais que fazem mal ao organismo humano.

Ela também é um umidificador natural. Quando essa planta libera umidade, remove do ambiente outros poluentes como benzeno, formaldeído e xileno.

As samambaias, assim como os seres humanos, têm a capacidade de se adaptar a diversos habitats, florestas, rochas, penhascos, água, bosques, beira-mar, é uma característica bem diferente de outras espécies.

Samambaia é uma palavra que vem do Tupi:

Ham ã bad = o que entorse em espiral
(como o desenho de um DNA)

A samambaia é usada há centenas de anos pelos antigos, principalmente por índios para benzimentos e passes.

Era utilizada em defumações para purificação de ambientes e afastar espíritos inferiores, além de atrair prosperidade.

Os banhos eram feitos com sete ganhos de samambaias, açúcar cristal e louro, para afastar energias negativas, trazer prosperidade e proximidade com o anjo da guarda.

Foram encontradas antigas escrituras que apontavam a samambaia com inúmeros poderes de cura, entre eles:

- Tratamento para meningite

- Pneumonias

- Sarampo

- Vermífugo, combate a parasitas e verminoses

- Furúnculos

- Feridas

- Bronquite

- Asma

- Problemas de estômago

- Fígado

- Cólicas menstruais

- Cólicas renais

- Aumenta a quantidade de glóbulos vermelhos no sangue

- Trata a saúde dos olhos

- Dá energia para o corpo

- Previne diversos tipos de câncer

- Cura febre

- Entre diversas outras curas

Porém, com o advento da medicina moderna, essas escrituras foram se perdendo e seu conhecimento também. Como não existem textos concretos feitos à base da planta, não é possível ainda recomendá-la.

Sigo com minha humilde pesquisa. Assim que conseguir mais informações, divulgarei nas redes sociais, que são:

Instagram: @euervascascasesementes
Facebook: Eu Ervas Cascas e Sementes
YouTube: Eu Ervas Cascas e Sementes Gabi

ENERGIA

CURA

CONFORTO

FÉ

AJUDA

AMOR

PAZ

3
A PALAVRA DITA

Alguns de vocês podem não acreditar, mas como diz o ditado popular:

"palavra dita tem poder".

Desde antes de Cristo que já se sabe que as palavras têm grande poder sobre as coisas, sobre os pensamentos, sobre as emoções, enfim, sobre tudo o que nos rodeia.

É a tríade que faz o universo circular. Imagine a vela e o fósforo, se não houvesse o ar, não acenderíamos a vela.

É isso que a palavra dita faz. Quando usamos as ervas, unimos essas plantas à água, que purifica, e fazemos um procedimento de cura. Se não for dito o que se espera de resultado do procedimento, boa parte do trabalho estará perdida, pois não é dada a intenção para que o todo saiba o que fazer.

Imagine se você encontra alguém de que você gosta, entrega flores a ele e não diz o motivo para estar presenteando a pessoa. Essa pessoa pode pensar várias coisas, vai até ficar grata e criar um afeto por você, mas não sabe qual foi sua intenção, se foi de amigo, de namorado, de felicitação por algum acontecimento específico. Enfim, boa parte do trabalho que você teve de sair, comprar as flores e ir até onde a pessoa está para entregá-las, e assim conquistar seja lá o que você gostaria dela, ficou perdido.

Como está na Bíblia, Deus criou o mundo, pela Palavra, o verbo. Se ele não dissesse o que ele queria, não haveria água, não haveria céu, não haveria nossa querida natureza com toda sua fauna e flora. Ele teve que dizer, para que as coisas acontecessem.

Você já pensou por que oramos? Por que não simplesmente deixamos tudo acontecer conforme a vontade de Deus? Conforme algumas religiões, quando oramos, Deus se aproxima da gente, como crianças pedindo a seus pais por um conforto ou uma ajuda. Então, essa energia, Deus, nos ouve, porque falamos, mesmo sendo em oração, com fé, e as coisas acontecem. Existem milhares e milhares de testemunhos dizendo que isso é verdade. Aposto que com muitos de vocês, leitores, isso também já aconteceu.

Com nossos trabalhos, com as ervas, não é diferente. Precisamos ter fé quando estamos preparando um chá ou banho, ou uma tintura de cura. Temos que nos expressar e dizer o que queremos que aconteça ao usar aquilo, sem duvidar. Ao dizer, não são só às ervas que estão ouvindo, mas ao universo, a todos, às energias em sua volta e a tudo que estiver conspirando a seu favor naquele momento.

Então, você deve falar alto ou baixo, você deve falar. E mais, as ervas têm que curar a causa e o efeito, para que tudo em seu corpo e mente seja equalizado, para que a cura seja de fato estabelecida. Para isso, a fala também ajuda. Ao dizer o que você quer, pode também dizer o que acredita que o levou àquilo, de forma íntima, e isso certamente o ajudará em todo o processo. Até mesmo lembrando por que tudo começou, um sentimento ou um pensamento, assim trazendo a causa, que deve ser curada, tanto quanto ou mais que o efeito, que é a doença em si.

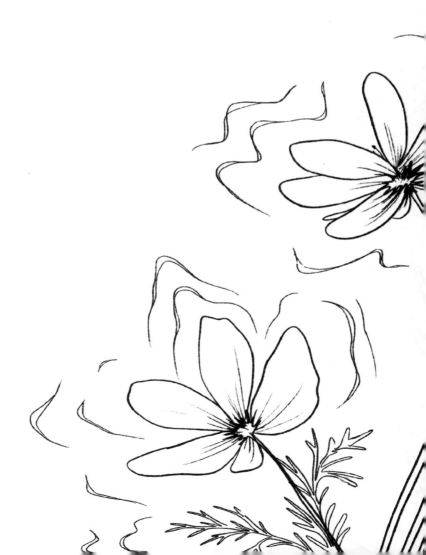

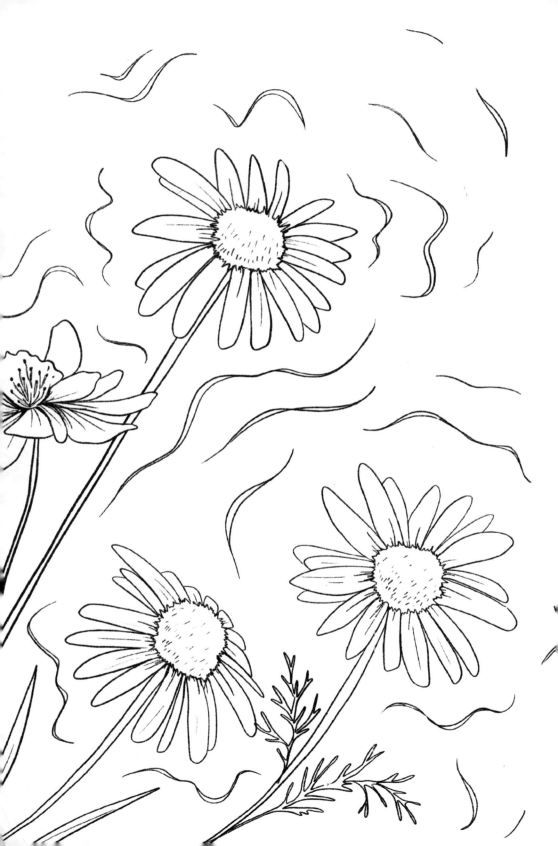

4
A VIBRAÇÃO OU ENERGIA

Existe ainda um quarto fator que deve ser levado em conta na hora do uso das ervas para a cura, que é a sua vibração ou a sua energia. Conforme o que aprendi, é muito poderoso quando você mesmo faz o seu tratamento, ou seja, quando é você que prepara o seu chá, ou quando é você que faz o seu banho, ou ainda a sua tintura ou óleo essencial. Ninguém no mundo tem mais vontade de se ver bem do que você mesmo.

O que acontece é que, na hora da preparação, você e suas energias devem estar totalmente focados no que está preparando. Pense, estou preparando a minha cura, e nada pode ser mais importante do que isso. É quase uma meditação, que faz com que naquele momento você esteja totalmente presente. Então, nesse momento, deve estar com sua mente limpa ou com pensamentos de cura verdadeira, com a intuição de que aquilo é a vacina tão esperada para matar o vírus. E que já funcionou, já deu certo.

Quando está nesse estado de pensamento e vibração positivos, tudo o que fizer volta para você exatamente como emanou. Se fez com pensamento positivo, a resposta volta positiva. É como as três leis da física de Newton, mais especificamente a terceira Lei da Ação e Reação: quando aplica em um "corpo" uma força, aquele "corpo" devolve a você a mesma força que imprimiu nele. Ou seja, se fizer os processos com pensamentos e vibrações positivos, resultados positivos voltarão para você. Mas se fizer com vibração e pensamento negativos, essa mesma vibração volta como resposta para você.

Como conseguir, em um momento de dor, um pensamento e uma vibração positivos? Imaginando. Seu cérebro não sabe a diferença entre o que você vê e o que imagina. Então, se você, antes de preparar seu chá, seu banho, sua compressa, perceber que não está com bons pensamentos, pare um pouco, sente-se e comece a imaginar algo muito bom acontecendo na sua vida. Faça isso com riqueza de detalhes, perceba as cores de sua roupa, perceba o tamanho do seu sorriso ou do sorriso que as pessoas a sua volta estão dando para você. Preste atenção em tudo, tente sentir até mesmo o cheiro do local onde você está, nessa feliz imaginação. Ao terminar, agradeça. Você já estará com sua vibração positiva e pronto para fazer seu chá de cura ou qualquer outro processo com sua erva medicinal.

Lembre-se de que todo processo de cura tem uma boa parte do tratamento dependente do estado mental do paciente. Isso não é só com as ervas medicinais, mas serve para qualquer tratamento, principalmente os dos casos mais complicados, como os de câncer, por exemplo. Um estado mental positivo gera uma imunidade do corpo físico do paciente maior do que em um paciente com estado mental negativo, cuja imunidade fica bem prejudicada.

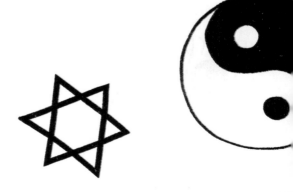

5
ORAÇÕES

Algumas pessoas têm muita dificuldade em dizer palavras na hora de fazer os procedimentos com as ervas, e não querem apenas pedir o resultado positivo, então me perguntam o que mais pode ser dito na hora de fazer a maceração de uma erva, ou de fazer a filtragem de um floral, ou de um óleo essencial. E a minha resposta é sempre a mesma: sabe alguma oração? Se sim, recite-a, enquanto faz o procedimento. Mas o incrível é que muitas pessoas não sabem nenhuma oração; muitas vezes me pedem para escrever alguma, para que possam falar na hora.

Então, neste capítulo, resolvi compilar algumas das orações que sugiro, de acordo com a religião ou crença da pessoa. Indico estas, pois são orações que me tocam, mas você pode usar outra que lhe vier à mente.

São elas:

Católica

Pai Nosso

Pai nosso que estais no céu,
Santificado seja o vosso nome,
Vem a nós o vosso reino
Seja feita a vossa vontade
Assim na terra como no céu,
O pão nosso de cada dia nos dai hoje

Perdoai-nos as nossas ofensas
Assim como nós perdoamos a quem nos tem ofendido
E não nos deixeis cair em tentação
Mas livrai-nos do mal

Amém

Umbanda

Ponto para Ossain

Pai Ossain das matas
Eu venho pra lhe louvar
Ewe, Ewe, Ewe
Pai Ossain das matas
Eu venho pra lhe louvar
Saravá o rei das Ervas
Filho de pai Oxalá
Saravá o rei das ervas
Filho de pai Oxalá

Ewe, Ewe Ossain
Seu canto eu quero escutar
Ewe, Ewe Ossain
Suas ervas podem curar

Judaica

Amidá

"Oferecemos como novilhos os sacrifícios dos nossos lábios."

Budista

Quatro gramas de Gampopa

Conceda-me suas bênçãos para que minha mente não se separe do Dharma

Conceda suas bênçãos para que o Dharma se desenvolva pelo caminho

Conceda suas bênçãos para que o caminho esclareça a confusão

Conceda suas bênçãos para que a confusão se transforme em sabedoria

Ho'oponopono

Prática Havaiana - Mornah Simeona e Dr. Hew Lew

Sinto muito

Me perdoe

Eu te amo

Sou grata

PARTE II
ENCONTRE A MANEIRA CORRETA DE USAR

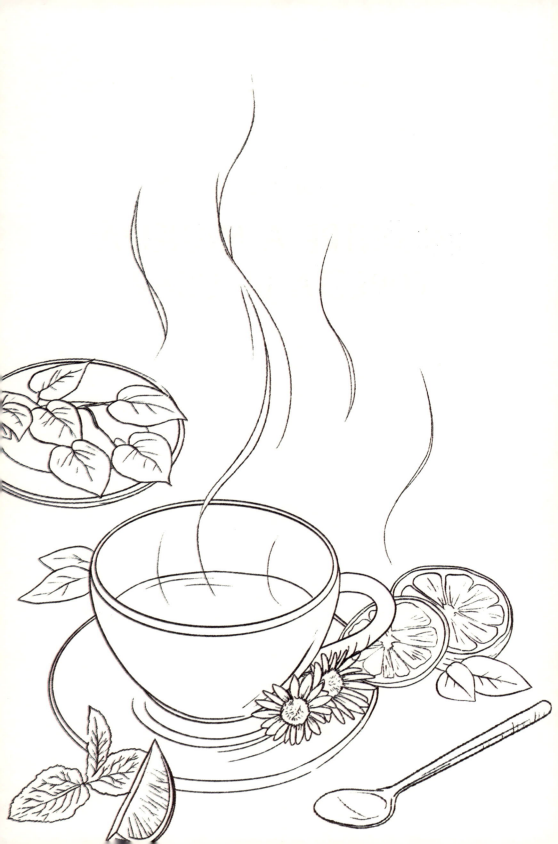

6
RECEITAS E FORMAS DE USO - CHÁS

Um pouco de história sobre o chá. O descobrimento do chá é atribuído a chineses e indianos que, por volta de 2.737 a.C., dizem ter descoberto uma bebida acidentalmente, que era extremamente reconfortante e que causava uma sensação muito agradável de bem-estar. Começava aí a utilização do chá, de início apenas como bebida medicinal. Mas depois foi sendo difundido por todo o mundo, levado por mercadores, pois era importado da China e da Índia. Muitos o tomavam com leite e cascas de laranja, como se toma em alguns locais da Inglaterra até os dias de hoje.

Interessante saber que na China, há 5 mil anos, já se sabia dos benefícios do chá para cura de problemas no corpo e na alma. Mas quando o chá chegou ao Ocidente, só começou a ter a questão dos benefícios mais difundida, sem que fosse recebida de forma pejorativa, como coisa de feitiçaria, em 1.657 d.C. na Inglaterra, ou seja, 4.394 anos depois.

Sem dúvida, a humanidade teria ganhado muito se tivesse prestado mais atenção às curas com as ervas e os chás, do que ficar queimando mulheres, que curavam utilizando suas intuições junto à natureza, e por isso eram chamadas de bruxas.

Infelizmente, muitos seres humanos temem o que não entendem, e a reação é sempre eliminar o que lhes traz medo, em vez de descobrir se aquilo não pode lhe fazer algum bem.

Mas chega de história, e vamos ao que interessa. Como você deve usar o chá. Como vou saber quando devo fervê-lo com as ervas ou quando devo colocar as ervas só depois que a água ferveu?

Existem as regras e basta segui-las, assim sempre terá o chá da forma correta de tomá-lo.

Primeiro, eu gostaria de apresentar dois nomes que se usam muito, mas que nem todos conhecem ou entendem, e sempre estão nos rótulos dos chás ou ervas e sei que geram uma grande confusão.

São eles:

INFUSÃO

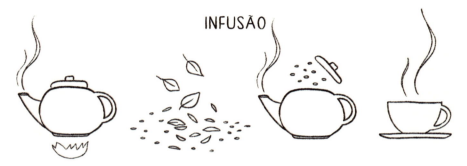

Ferva a água. Quando estiver fervida, desligue o fogo, pique as ervas, se possível macere-as e coloque na água quente. Tampe e sirva entre 10 e 20 minutos depois. Pode coar para servir. Há a opção de ser feito direto na xícara também. Picar as ervas, macere se quiser, para tirar o máximo dos seus nutrientes, e coloque na xícara; depois, jogue a água fervida e tampe. Deixe tampado entre 10 e 20 minutos; depois, tome.

DECOCÇÃO

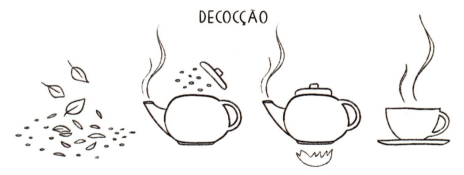

Coloque as ervas picadas dentro da chaleira com a água ainda fria e acenda o fogo. Assim que ferver, deixe por 10 minutos e desligue o fogo. Seu chá estará pronto.

Mas e agora, como vou saber quando devo usar a infusão ou a decocção?

Vamos à regra:

INFUSÃO = ERVAS FRESCAS

DECOCÇÃO = ERVAS SECAS, CASCAS, SEMENTES E RAÍZES

Tem gente que faz as duas coisas com todas as ervas, mas aprendi assim, com essa REGRA, aprendi com os antigos e com as entidades amigas, que viveram no tempo em que só eles sabiam da utilização das ervas de cura. Sempre deu certo para mim, minha família, amigos, e as pessoas a quem indiquei. Então, sigo fazendo dessa forma, e é a forma que recomendo.

Se você quer saber qual forma de chá é melhor para resolver o seu problema, minha resposta é: o que tiver em mãos. Se for a erva fresca, use a fresca, e se tiver a seca, use a seca, respeitando a regra de como fazer. Porém, se você tiver as duas, minha sugestão sempre será utilizar a fresca.

Outra coisa muito importante para o uso de ervas: para receber os benefícios medicinais e até mesmo para o uso com relação aos poderes místicos das ervas, NÃO servem os chás de saquinho industrializados. Esses, apesar de serem muito saborosos, têm mistura de muitas ervas juntas e, mesmo sendo de uma erva específica, não podem ser tomados fielmente como sendo chás da erva em si.

Se for comprar no mercado, prefira mercados de produtos naturais ou mercadões da cidade onde chegam as ervas que são distribuídas para o restante da cidade, assim não tem como se equivocar, seja a erva fresca ou seca, vai poder comprá-las com a certeza de que se trata apenas e tão somente daquela que você foi procurar.

Minha sugestão é que você tenha o próprio vasinho em casa daquela erva que mais utiliza, assim o afeto entre vocês (ser humano/você e ser vivo/erva) acentuará ainda mais o poder dela na sua cura. As emoções fazem parte de um círculo importante que nos permite a vida, em que um cuida do outro.

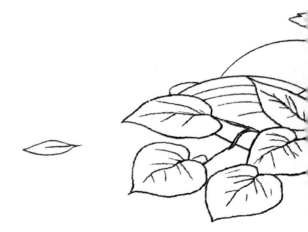

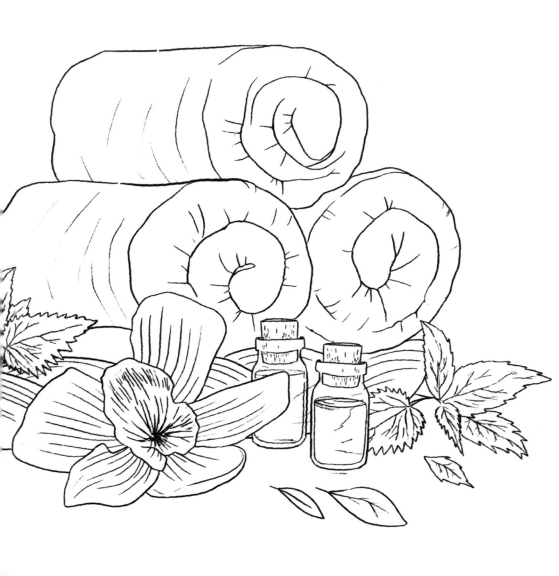

7
RECEITAS E FORMAS DE USO - BANHOS

Sabemos que os banhos são tão antigos quanto o uso dos chás, o que temos são registros que mostram que o hábito de banho com ervas teve início no Egito, na África, em 3.000 a.C., quando se banhavam com ervas três vezes ao dia, em homenagem aos deuses.

Mal sabiam eles que, ao fazer isso, estavam de fato sendo abençoados com longevidade, pois por meio desses banhos de ervas os egípcios conseguiram sobreviver a muitas pragas que existiam na antiguidade.

Daquela época em diante, nunca mais deixaram de fazer banhos de ervas, em toda aquela região da África. Depois, migrou para o Brasil e outros lugares do mundo, levado por escravos roubados de suas casas em sua terra natal.

Jesus Cristo usou um banho, porém sem erva, apenas com a água do Rio Jordão, para se batizar.

Ainda hoje os banhos são usados vastamente, não só pela Umbanda, mas também por outras religiões e até mesmo na medicina moderna, banhos para baixar a febre, banhos para relaxar os músculos, entre outros.

Então, já que os banhos são bons mesmo, vamos lá aprender a fazê-los.

Existem algumas questões que você deve saber sobre como fazer cada tipo de banho de ervas, e são elas:

BANHO COM ERVAS FRESCAS, RAÍZES, CASCAS E ERVAS SECAS

Para esse tipo de banho, você deve primeiro ferver a água com as raízes, as cascas e as ervas secas, depois deixar a água esfriar e colocar as ervas frescas.

Após colocar as ervas frescas, você deve macerar com seus dedos todas as ervas juntas, esfregando umas nas outras, para que o sumo das ervas saia todo na água.

Enquanto macera, deve pedir o que deseja com aquele banho e, no final, agradecer a ele, como se esse banho já tivesse lhe dado o que você pediu.

Depois de fazer isso, tampe ou cubra e deixe descansar de um dia para o outro. Então coe e coloque em uma garrafa ou em algum recipiente que você possa levar ao seu banheiro.

Coloque em uma garrafa de meio litro ou um recipiente para meio litro de água. Você deve fazer o banho como um tratamento, iniciando 1 vez por dia, por 3 dias, então você deve dividir o conteúdo da garrafa ou recipiente de meio litro em 3, para que seja usado 1/3 em cada dia.

Você deve tomar seu banho normalmente, lavar sua cabeça e, antes de desligar o chuveiro, colocar 1/3 do banho que fez em um copo, completar com a água do seu chuveiro, trazer o copo próximo da sua boca, dizer o que espera daquele banho, agradecer novamente e despejar esse banho da cabeça aos pés.

Depois de fazer o banho por 3 dias, se sentir necessidade de continuar tomando, faça 1 vez por semana.

BANHO COM ERVAS FRESCAS

Você vai pegar uma bacia, inserir água fria e colocar as ervas frescas para seu banho de ervas.

Após colocar as ervas frescas, deve macerar com seus dedos todas as ervas juntas, esfregando umas nas outras para que o sumo das ervas saia todo na água.

Enquanto macera, deve pedir o que deseja com aquele banho e, no final, agradecer a ele, como se esse banho já tivesse lhe dado o que você pediu.

Depois de fazer isso, tampe ou cubra e deixe descansar de um dia para o outro. Então coe e coloque em uma garrafa ou em algum recipiente que você possa levar ao seu banheiro.

Coloque em uma garrafa de meio litro ou um recipiente para meio litro de água. Você deve fazer o banho como um tratamento, iniciando 1 vez por dia, por 3 dias, então você deve dividir o conteúdo da garrafa ou recipiente de meio litro em 3, para que seja usado 1/3 em cada dia.

Você deve tomar seu banho normalmente, lavar sua cabeça e, antes de desligar o chuveiro, colocar 1/3 do banho que fez em um copo, completar com a água do seu chuveiro, trazer o copo próximo da sua boca, dizer o que espera daquele banho, agradecer novamente e despejar esse banho da cabeça aos pés.

Depois de fazer o banho por 3 dias, se sentir necessidade de continuar tomando, faça 1 vez por semana.

BANHO COM RAÍZES, CASCAS E ERVAS SECAS

Para esse tipo de banho, você deve ferver a água com as raízes, as cascas e as ervas secas; depois, deixar a água esfriar e macerar.

Você deve macerar com seus dedos todas as ervas juntas, esfregando umas nas outras, para que o sumo das ervas saia todo na água.

Enquanto macera, deve pedir o que deseja com aquele banho e, no final, agradecer a ele, como se esse banho já tivesse lhe dado o que você pediu.

Depois de fazer isso, tampe ou cubra e deixe descansar de um dia para o outro. Então coe e coloque em uma garrafa, ou em algum recipiente que possa levar ao seu banheiro.

Coloque em uma garrafa de meio litro ou um recipiente para meio litro de água. Você deve fazer o banho como um tratamento, iniciando 1 vez por dia, por 3 dias. Então deve dividir o conteúdo da garrafa ou recipiente de meio litro em 3, para que seja usado 1/3 em cada dia.

Você deve tomar seu banho normalmente, lavar sua cabeça e, antes de desligar o chuveiro, colocar 1/3 do banho que fez em um copo, completar com a água do seu chuveiro, trazer o copo próximo da sua boca, dizer o que espera daquele banho, agradecer novamente e despejar esse banho da cabeça aos pés.

Depois de fazer o banho por 3 dias, se sentir necessidade de continuar tomando, faça 1 vez por semana.

BANHOS QUE UTILIZEM SAL GROSSO COM OU SEM ERVAS

Os banhos que utilizam sal grosso NÃO devem, em hipótese alguma, ser despejados da cabeça para baixo.

Banhos que utilizam sal grosso são feitos para retirada de processos energéticos de muito peso, densos, ruins e negativos. Porém, sal não retira apenas o que está ruim, absorve toda a energia do corpo da pessoa. Então, não se deve despejar na cabeça, apenas do pescoço para baixo. Assim, ele mantém a energia da pessoa e apenas retira as energias mais densas que são prejudiciais para nós.

Observações:

Algumas ervas também não devem ser despejadas desde a cabeça. No capítulo das ervas, avisarei quando uma erva não pode ser despejada desde a cabeça, mas sim do pescoço para baixo.

CLASSIFICAÇÃO DAS ERVAS PARA BANHOS

As ervas são classificadas em QUENTES, MORNAS E FRIAS, de acordo com a vibração etérea, ou seja, sua energia.

Quando combinadas para uso em banho, devem considerar sempre a classificação para as misturas, conforme segue:

- 1 Quente + 1 Morna + 1 Fria: permitido.

- 1 Quente + 2 Mornas: permitido.

- 2 Quentes + 1 Morna: permitido.

- 3 Quentes: apenas com a recomendação de uma curandeira, benzedeira, raizeira, pai ou mãe de santo, que já exerça o trabalho com banhos e conheça bem sobre as ervas que serão misturadas.

Observação importante para o banho com ervas quentes:

Se o banho for concentrado de ervas quentes, deve-se tomar cuidado com olhos, nariz, boca e ouvido. Jogue o banho na cabeça deixando cair para trás, para as costas, impedindo que a água entre pelos olhos, orelhas e boca.

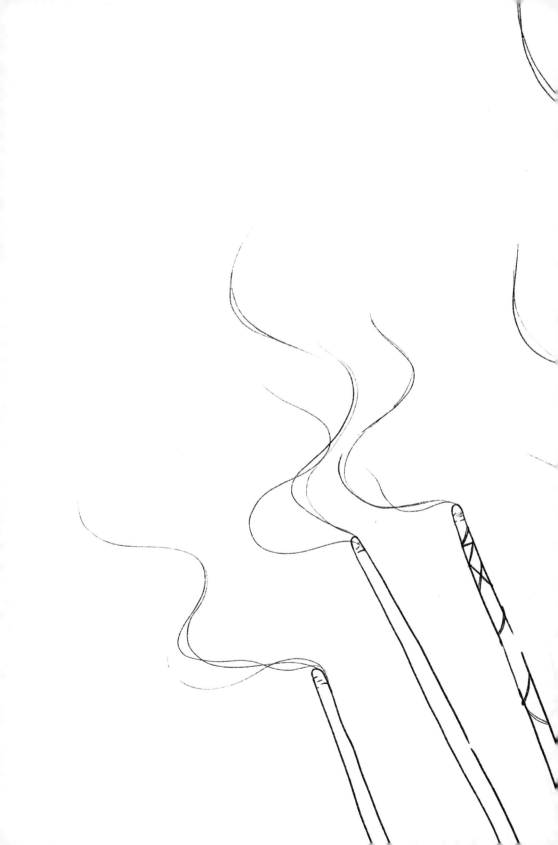

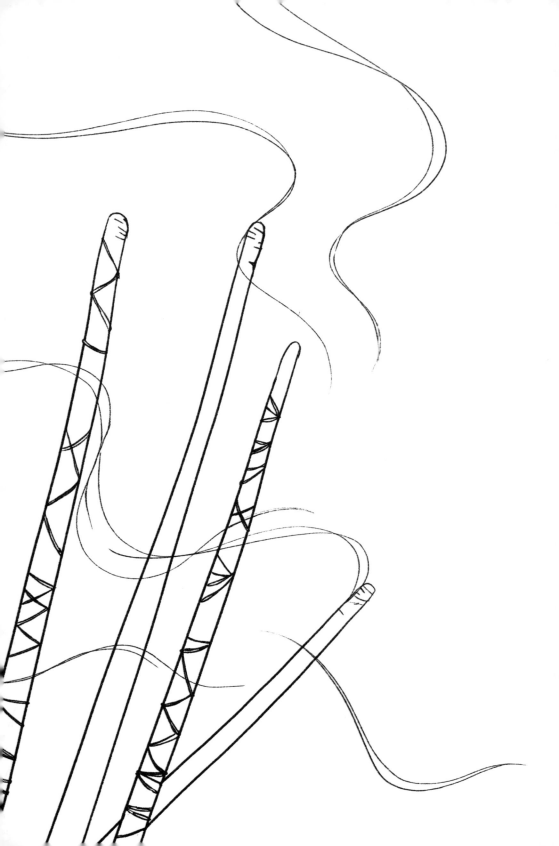

8
RECEITAS E FORMAS DE USO - INCENSO

Vamos falar sobre o incenso. Os estudos nos mostram que os incensos vieram da Índia há mais ou menos 6 mil anos. Seu uso em larga escala e distribuição foram feitos pelos egípcios na época dos faraós, quando os incensos valiam o mesmo que o ouro.

As árvores de incenso eram importadas da Somália e da Arábia. O incenso era feito com a seiva dessas árvores, chamada de goma ou resina. Essa resina era misturada a outras ervas ou outras cascas, como nardo, cedro, cana, aroeira ou benjoim, e fazia com que o incenso ficasse muito agradável e requisitado. Como retirar a seiva dessas árvores era um trabalho muito difícil, colocavam escravos para fazer o trabalho. Eles tinham que ser vigiados por tempo integral para que não roubassem a resina, guardando em suas roupas.

Faraós e outros sultões compravam suas noivas pagando seu peso em incenso. Mercadores faziam caminhos pelo deserto com mais de mil camelos levando 200 quilos de incenso, cada um para atender à grande demanda que se fazia em toda a África, posteriormente em Roma.

Os incensos eram oferecidos aos deuses em rituais religiosos de todos os tipos. Os imperadores em Roma, inclusive, faziam questão de serem defumados com incenso, assim como os papas eram.

Chineses usavam em rituais, assim como hebreus, hindus, gregos e tantos outros. Todos entendiam que o poder da fumaça que saía do incenso conectava o homem aos deuses.

Segundo o budismo, sempre que se medita ou que se faz ioga, devemos acender um incenso para receber proteção. Os budistas dizem também que os incensos devem ser acesos todos os dias nos mesmos horários, sendo 1 pela manhã, 1 de tarde e outro ao anoitecer, sempre com pensamentos positivos.

Eles dizem que não se deve acender um incenso sem ter uma intenção ou um propósito, é como se estivessem profanando a religião.

Enfim, conhecendo um pouco mais dessa maravilha existente na natureza que até Jesus recebeu de presente de nascimento, é hora de aprender a fazer o próprio incenso natural.

Vou passar aqui 2 formas de fazer o incenso, são elas:

INCENSO FEITO COM FOLHAS SECAS

Tenha em mãos tesoura e fios de algodão.

Escolha a erva seca ou as ervas secas que vão fazer parte do seu incenso. É sempre interessante que você já tenha uma intenção na hora da escolha das ervas, ou seja, o que quero que esse incenso traga para mim? Com essa intenção, escolha as ervas. Por exemplo, o alecrim pode ser queimado para trazer alegria para um ambiente ou para trazer cura em uma casa onde há um enfermo.

Após fazer a escolha, una as ervas de forma que fiquem com o lado dos caules de tamanho uniforme, pegue o fio de algodão, pode ser um barbante, ou uma linha de tricotar ou crochê.

Com esse fio, você vai unir as pontas de todos os raminhos do lado do caule e dar um nó. E vai enrolando os raminhos para que fiquem todos juntinhos, tipo um charuto.

Quanto mais apertado, melhor. Isso vai fazer com que seu incenso dure mais.

Dê mais um nó no meio do incenso e mais outro na outra extremidade, e retorne o caminho enrolando novamente, dando os mesmos nós até dar o nó final, onde você começou.

Vai parecer um casulo de borboleta.

Esse "casulo" já é o INCENSO NATURAL.

Para acendê-lo, a minha recomendação é que você consiga colocá-lo em pé. Se não for ficar segurando com a mão, eu costumo colocar infundado em um vaso com terra.

Com uma vela, acenda a ponta do incenso até que pegue fogo mesmo. Verifique se está pegando fogo até a parte interna, e não somente as laterais externas do incenso. Apague assoprando.

Vai ficar apenas a parte incandescente queimando o incenso e trazendo à tona todos os benefícios que a erva e seu aroma têm para lhe proporcionar. Purificação, cura, aromaterapia, bem-estar e tantos outros benefícios.

Caso ele apague, basta colocar fogo novamente e deixá-lo queimar o restante até o final.

Para apagá-lo, apenas comprima a ponta incandescente em um prato até que se apague. Assim você poderá usar seu INCENSO NATURAL até o fim.

INCENSO FEITO COM FOLHAS FRESCAS

Tenha em mãos tesoura e fios de algodão.

Pense na intenção que você quer com o incenso que vai fazer na hora da escolha das ervas, ou seja, o que quero que esse incenso traga para mim. Com essa intenção, escolha as ervas. Por exemplo, a sálvia pode ser queimada para trazer limpeza de um ambiente contra energias ruins, para limpar você, as pessoas que moram ou trabalham no local onde será aceso o incenso de energias negativas.

Escolha a erva ou as ervas frescas que vão fazer parte do seu incenso e colha essas ervas com o caule, não apenas as folhas.

Retire as folhas machucadas ou envelhecidas, lave os raminhos e seque bem. Use um papel-toalha para secar, sem machucar ou soltar as folhas do caule, com leves batidinhas.

Una as pontas dos caules das ervas escolhidas para que fiquem na mesma altura, pegue o fio de algodão, que pode ser um barbante, uma linha de tricotar ou de crochê; com esse fio, você vai unir as pontas de todos os raminhos e dar um nó.

Enrole os raminhos para que fiquem todos juntinhos, tipo um charuto. Quanto mais apertado melhor. Isso vai fazer com que seu incenso dure mais.

Dê mais um nó no meio e mais outro na outra extremidade, e retorne o caminho enrolando novamente, dando os mesmos nós até dar o nó final onde você começou.

Vai parecer um casulo de borboleta. Esse "casulo" já é o INCENSO NATURAL, mas agora ele terá que secar. Você deve deixá-lo em um ambiente mais seco da casa por 2 ou 3 semanas.

Após esse período, seu INCENSO NATURAL estará pronto para ser usado. Para acendê-lo, a minha recomendação é que consiga colocá-lo em pé. Se não for ficar segurando com a mão, costumo inseri-lo infundado em um vaso com terra.

Com uma vela, acenda a ponta do incenso até que pegue fogo mesmo. Você deve verificar se está pegando fogo até a parte interna e não somente as laterais externas do incenso. Apague assoprando.

Vai ficar apenas a parte incandescente queimando o incenso e trazendo à tona todos os benefícios que a erva e seu aroma têm para lhe proporcionar. Purificação, cura, aromaterapia, bem-estar e tantos outros benefícios.

Caso ele apague, basta colocar fogo novamente e deixá-lo queimar o restante até o final.

Para apagá-lo, apenas comprima a ponta incandescente em um prato até que se apague. Assim poderá usar seu INCENSO NATURAL até o fim.

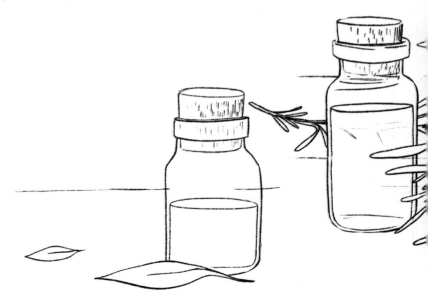

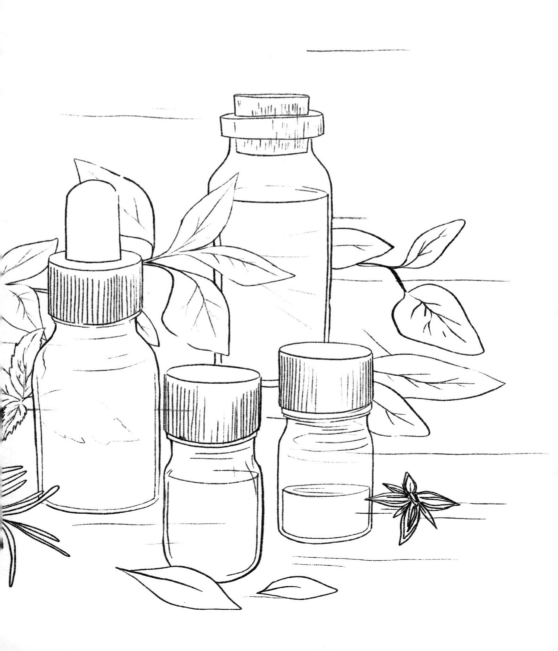

9
RECEITAS E FORMAS DE USO - TINTURA

Vamos começar com o que é e contando um pouco da história da tintura.

A tintura de ervas é, na verdade, o extrato de uma erva utilizando álcool, de preferência o álcool de cereais. A tintura potencializa os benefícios da erva e você pode usá-la como remédio, serve para diversos tratamentos, além de poder armazená-la por um longo período.

Tem-se conhecimento do uso das tinturas com o uso de álcool, na verdade vinho, desde 1.500 a.C. Misturavam o vinho, o mel, vinagre e óleos às ervas, que já sabiam ser medicinais. Existem receitas da área oftalmológica e ginecológica daquela época que até hoje são utilizadas.

Ao longo do tempo, ela foi sendo ainda mais requisitada, pois com o surgimento de cidades urbanas, ficava mais difícil o acesso às ervas. Então, ao ter a tintura da erva, era possível manter aquele medicamento por um longo período e ir utilizando sempre que necessário, sem ter que ir em busca da erva fora da área da cidade.

Esse extrato ou concentrado da erva, que é extraído pelo álcool, pode ser usado para diversas funções, como medicinais, aromáticos, repelentes, e até para limpeza. Mas devemos prestar atenção nas quantidades justamente por ser um concentrado, poucas gotas vão bastar para que tenha o efeito de que necessita.

Você pode fazer tintura de todas as partes da planta, desde as raízes, caule, folhas, flores, frutos e sementes.

Vou passar aqui uma receita de folhas, mas essa mesma receita serve para todas as outras partes das ervas.

Eu gosto das tinturas feitas de ervas frescas. É o tipo de tintura que uso para mim e minha família. Mas também é possível fazer com as ervas secas ou em pó, desde que tenha certeza da procedência delas e saiba que são ervas puras, daquelas que escolheu fazer.

Dito isso, vamos às quantidades. Eu sempre fiz no "olhômetro" (método do bom senso), e pela forma com que fui ensinada. Mas para quem gosta de saber de números exatos, seria assim: em um pote de vidro, desses de palmito mesmo, colocar 600 gramas da erva fresca, picada e socada (com o socador) ou 200 gramas de ervas secas, ou 100 gramas da erva em pó. Cobrir o restante até a tampa com álcool e tampar.

O álcool que você deve usar é um que seja possível ingerir, eu faço com álcool de cereais. Mas pode ser feito com vodca, conhaque ou rum. O álcool utilizado deve ter um teor alcoólico acima de 40%. Ainda tem quem faça com vinagre ou glicerina, mas na minha percepção, as propriedades ficam de fato um longo tempo e de forma bem concentrada apenas quando usamos álcool. Sua tintura pode durar entre 1 e 2 anos, se bem armazenada com todos os funcionamentos dos nutrientes e propriedades das ervas.

É bom dar uma mexida no álcool e ervas antes de tampar, para ter certeza de que não tenha sobrado nenhuma bolha de ar. Então, tampe e guarde em um lugar escuro e sem umidade.

Você deve guardá-la por um tempo, algumas pessoas dizem que 1 semana já é suficiente, outras dizem 14 dias, eu sempre deixei 10 dias, e ainda cubro com um tecido escuro ou dentro de uma caixa de papelão, como uma caixa de sapato, por exemplo, mas o ideal é colocá-la dentro de um armário, para que não fique sendo aberta toda hora.

Outra coisa é que você deve se lembrar de agitá-la, 2 vezes ao dia, todos os dias, até completar o 10º dia.

Nesse dia, você vai precisar de 2 ou 3 garrafas menores, mas de vidro, na cor âmbar. Compro as minhas pela internet, daquelas que cabem 15ml, mas você pode usar o que tem em casa mesmo, comprar de tamanho maior ou menor. Sua tintura será passada para essas garrafas de vidro âmbar, e é por lá que vai ficar até o final do seu uso, ou até completar 2 anos, quando não terá mais validade.

Para passar do pote de vidro para as garrafinhas, você vai precisar de um funil e um coador de café. Encha cada uma das garrafinhas, fazendo com que o líquido passe pelo coador de café que estará introduzido no funil até completá-las, feche com tampa de rosca, as ervas que sobrarem no pote também devem ir para o coador de café e devem ser pressionadas para que possamos tirar todo o excesso de tintura que ainda estará impregnado nela.

Coloque uma etiqueta com o nome da tintura e a data de produção. Dessa forma, não tem como esquecer nem qual foi a erva utilizada nem a data de validade.

Anote também em um caderno que possa ficar próximo ao local onde você guarda as suas tinturas, escrevendo para que foi feita aquela tintura e quais são os benefícios de uso dela. Eu costumo usar de 3 a 4 gotas na água quando preciso usar. E uso 3 vezes ao dia. Ela pode ser colocada em chás, água, sucos ou em panos de compressa, tanto para baixar febres como para tirar dores de contusões, dores reumáticas, massagens relaxantes, diminuir inchaços, para pele do rosto para diminuir rugas, entre outras. Também pode ser usada com alguns pingos em seu travesseiro, para que possa relaxar e ter uma noite bem dormida.

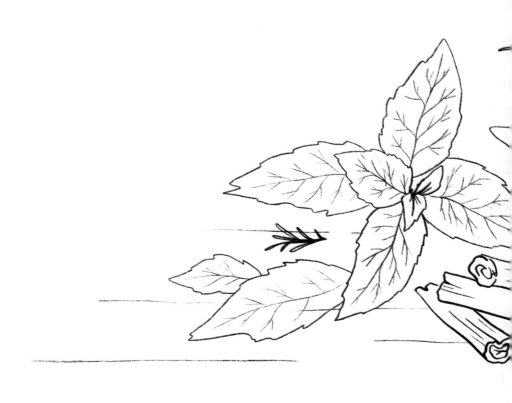

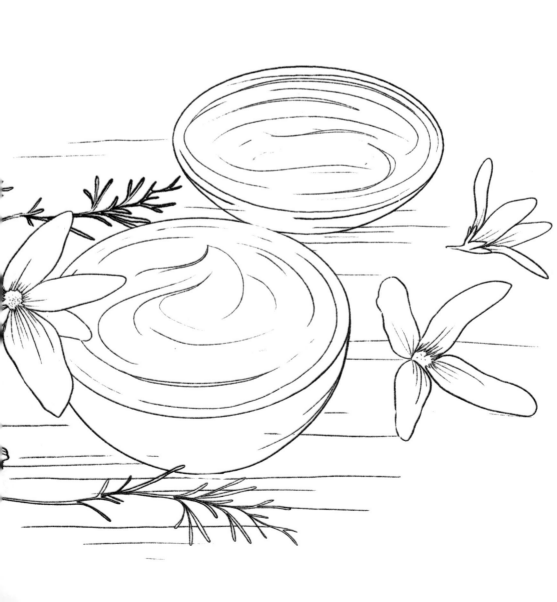

10
RECEITAS E FORMAS DE USO - POMADAS
OU CATAPLASMAS OU EMPLASTRO OU UNGUENTO

O significado de cataplasma, ou emplastro, ou unguento, é uma massa feita de ervas, ou polpas, ou raízes e/ou sementes e óleo extravirgem, aplicados sobre uma área do corpo que estiver enferma, dolorida ou ainda inflamada.

Cataplasmas são usados há milhares de anos. Desde 2.800 a.C., na China, já se usavam cataplasmas com mercúrios; pouco depois, no Egito, faziam uma goma para colocar em feridas, também os gregos, os cristãos e, na Idade Média, todos os povos usavam os cataplasmas para curar feridas, dores, inchaços e contusões.

Já no século XVIII, na época das guerras, como houve grande falta do óleo, substituíram os óleos usados nos cataplasmas por gema de ovo e óleo de rosas, com ervas para curar os ferimentos de guerra, o que salvou milhares de pessoas, principalmente os que estavam em linhas de combate.

Depois disso, com a chegada de tecnologias e ciências médicas, os cataplasmas foram sendo substituídos por remédios com bases químicas, e ficaram para trás, quase esquecidos.

Porém os antigos nunca esqueceram. O pouco que conseguiram ensinar, hoje está sendo resgatado por grande quantidade de pessoas adeptas ao uso de produtos naturais para cura.

As receitas estão circulando por diversos países, tribos e culturas e sendo absorvidas por pessoas que estão atrás desse resgate, daquilo que sempre existiu e sempre funcionou, sem o uso de produtos que trazem consigo inúmeros efeitos colaterais.

Além disso, ao fazer um cataplasma, se coloca a intenção de cura. As ervas, como já explicado anteriormente, têm a energia, e se a potencializamos, com nossos pensamentos e orações, ela pode ser tornar ainda mais curativa e poderosa, o que não é possível fazer com um produto industrializado e comprado na farmácia.

Existem diversas formas de se fazer um cataplasma. Passarei a vocês a forma que eu utilizo na minha casa.

Como sempre gosto de fazer com as ervas frescas, uma base de 100 gramas de ervas, lavo bem, para tirar impurezas e sujeiras que vêm com a terra de onde foi colhida a erva; e depois, cozinho rapidamente com 100ml de água. Cozinho no fogo baixo apenas para amolecer a erva, não mais que 5 minutos, para que seja mais fácil seu manuseio; quando morna, junta-se óleo e coloca-se sobre a pele, acalma a dor quase que instantaneamente.

Assim que termino o cozimento, escorro a água e junto a erva com o óleo de azeite extravirgem, pode ser usado, óleo de coco, óleo de abacate, óleo de chia, ou até vaselina sólida, misturo bem e aplico sobre a pele com dor, inchaço, inflamação ou contusão. Coloco por cima uma bandagem para assegurar o calor que será proporcionado e a troca de propriedades entre a erva e a pele e músculos do nosso corpo.

O cataplasma deve ficar em contato com a pele no mínimo 40 minutos para fazer efeito e, no máximo, 60 minutos.

A melhora é quase que imediata. Além disso, ele pode ser feito 3 vezes por dia, com um tratamento de até 14 dias seguidos.

Para saber qual a erva certa para fazer um cataplasma para sua dor, verifique no índice das ervas e sintomas (página 20).

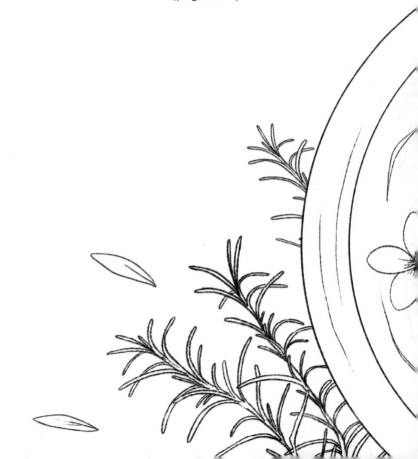

11

OUTRAS FORMAS DE USO
ESCALDA-PÉS, AROMATIZADOR DE AMBIENTES, ÓLEO DE ERVAS, AMULETOS E REPELENTES

O uso de ervas medicinais não tem fim, sempre estamos descobrindo mais coisas que se faziam com as ervas antigamente e aprendendo com os antigos. Vamos revivendo a história e nos apropriando de possibilidades de cura tão puras como de fato um remédio deveria ter.

O interessante é que, na fitoterapia, tudo que se cuida é do equilíbrio do corpo pelo uso das ervas, pois têm o poder de nos equilibrar. Um corpo equilibrado não tem doenças.

Assim foram descobrindo que o aroma das ervas tem poderes de cura, se alimentar das ervas nos dá poderes de cura, limpezas feitas com ervas também, entre outras possibilidades.

Vou colocar aqui algumas das possibilidades que podemos ter com o uso das ervas.

ESCALDA-PÉS

Esse é um tratamento muito antigo, que consiste na infusão de ervas medicinais na água quente ou não para mergulhar os pés. É uma prática muito utilizada para relaxar os pés ao final de um dia inteiro em pé ou para as mulheres que usam salto, naqueles dias que resolvemos usar aquele sapato lindo de salto, mas que esprime tanto os dedos que, quando tiramos o sapato, mal sentimos que temos pés. Também se faz uso do escalda-pés para amaciar os pés, para esfoliar, para refrescar, para tirar energias negativas, para acalmar e para aliviar o cansaço dos pés, do corpo e da alma.

Abaixo, seguem algumas receitas para que você faça um bom escalda-pés de ervas.

ESCALDA-PÉS PARA LIMPAR ENERGIAS NEGATIVAS

Ingredientes:

- Bacia que caiba os 2 pés confortavelmente.

- Sal grosso para cobrir o fundo da bacia.

- Pique 7 hastes de lavanda, com folhas, caule e flores.

- Água morna até cobrir os pés.

- Se quiser, pode esfregar os pés no fundo da bacia para que o sal grosso entre em contato com seus pés e possa fazer toda a limpeza necessária.

- Você deve ficar com os pés nesse escalda-pés por, no mínimo, 10 minutos e, no máximo, 20 minutos.

ESCALDA-PÉS PARA RELAXAR

- Bacia que caiba os dois pés confortavelmente.

- Bolinhas de gude para cobrir o fundo da bacia.

- Pique alecrim 5 hastes, hortelã 5 hastes e capim-santo (capim-limão) 7 folhas.

- Água quente até cobrir os pés.

- Se estiver com dores na planta dos pés, pode esfregar os pés no fundo da bacia para que as bolinhas façam massagem.

- Você deve ficar com os pés nesse escalda-pés por, no mínimo, 10 minutos e, no máximo, 20 minutos.

ESCALDA-PÉS PARA ESFOLIAR. SUPER-HIDRATAÇÃO (PARA FICAR COMO OS PÉS DE BEBÊ) E BEM-ESTAR

- 2 bacias que caibam os dois pés confortavelmente.

- Açúcar mascavo.

- Óleo de amêndoas caseiro (ensino a fazer na página 102).

- Água morna.

- Gel de babosa.

- 1 colher de sopa de creme hidratante (qualquer um).

- 2 sacos plásticos.

- 1 toalha com água morna.

MODO DE PREPARO: antes de começar, prepare o creme hidratante de babosa, com o gel de meia folha de babosa e 1 colher de sopa de qualquer creme hidratante, junte os dois e mais 3 gotas de óleo essencial de alecrim caseiro, bata no liquidificador no ponto mais devagar, para não fazer espuma, e reserve. Pegar a primeira bacia, misturar o açúcar e o óleo de amêndoas, colocar os pés e esfregar o açúcar nos pés com gentileza, apenas para tirar as células que já não estão mais realizando suas funções. Depois, coloque os pés na segunda bacia com água morna, e fique por 10 minutos; com a ajuda de uma toalha, retire o restante do açúcar e óleo, pegue o creme hidratante de babosa que você fez antes de iniciar o escalda-pés, passe nos dois pés com abundância e coloque cada pé em um saco plástico, fique com eles por 5 minutos. Depois disso, pegue uma toalha quente e passe nos pés para retirar o excesso de creme de babosa, e está pronto.

AROMATIZADOR DE AMBIENTES

Hoje já é comprovado que a aromaterapia é uma das formas mais procuradas e de maior sucesso na cura de questões e buscas na área de psicologia.

Dessa forma, foram desenvolvidos diversos métodos de aromatizar ambientes que, apesar de excelentes, podem ser usados nessa terapia, e não vão nunca conseguir chegar ao tamanho da cura de um processo de aromaterapia feito pelo próprio indivíduo que tem a intenção de se curar.

Nossos pensamentos ruins nos levam a ter sentimentos ruins, que viram emoções como *stress*, angústia, tristeza, entre outros. Essas emoções mexem com nosso corpo físico, de forma muito negativa. Elas se transformam em depressão e ansiedade. Quando isso acontece, algumas glândulas do corpo começam a trabalhar de forma desequilibrada produzindo hormônios a mais ou a menos, o que acaba sendo "tóxico" para nós, trazendo as conhecidas doenças crônicas, como diabetes, hipertensão, reumatismo, asma, sinusite, entre muitas outras. Precisamos manter esses hormônios em equilíbrio, fazendo com que nossos pensamentos ruins não evoluam para sentimentos e emoções ruins, assim não desenvolvemos essas doenças, ou para quem já as tem, consigam se curar.

Essa é a função essencial das ervas. Equilibrar o nosso corpo para que não seja possível a instalação de nenhum tipo de doença. Mas, para isso, corpo e mente devem estar unidos, ou seja, intenção/desejo (mente) e ação/ fazer (corpo).

Sendo assim, seguem três receitas de aromatizadores que devem ser feitos pelas mãos da própria pessoa que pretende usá-los.

Vamos lá:

AROMATIZADOR DE ALECRIM

- Converte a dor e o sofrimento mental, como tristeza, raiva, medo, em alegria e bem-estar.

Ingredientes:

- 1 pote de vidro com tampa de 500ml.

- 10 ramos de alecrim.

- 200ml de água destilada.

- 200ml de álcool de cereais.

- 3 gotas de óleo de alecrim caseiro.

- Palitos de churrasco.

MODO DE PREPARO: em um pote de vidro, junte 10 ramos de alecrim, 200ml de água destilada, 200ml de álcool de cereais e 3 gotas de óleo de alecrim caseiro. Enquanto você vai colocando cada um desses ingredientes no pote, vá pedindo a cura que deseja, deseje várias e várias vezes; no final, agradeça como se o que pediu já tivesse acontecido. Misture tudo muito bem e guarde dentro de um armário, coberto por um pano escuro por no mínimo 3 dias. Chacoalhe o pote todos os dias. E pronto, no 4º dia, pode destampar e colocar os palitos de churrasco ou passar para frascos menores com palitos de churrasco também, ou com *sprays*.

AROMATIZADOR DE PATCHOULI

Ajuda a relaxar em momentos tensos e na concentração para meditação.

Ingredientes:

- 1 pote de vidro com tampa de 500ml.

- 10 ramos de patchouli.

- 200ml de água destilada.

- 200ml de álcool de cereais.

- Palitos de churrasco.

MODO DE PREPARO: em um pote de vidro, junte 10 ramos de patchouli, ligeiramente picados e socados, 200ml de água destilada, 200ml de álcool de cereais. Enquanto você vai colocando cada um desses ingredientes no pote, vá pedindo a cura que deseja, deseje várias e várias vezes; no final, agradeça como se o que pediu já tivesse acontecido. Misture tudo muito bem, e guarde dentro de um armário, coberto por um pano escuro, por no mínimo 3 dias. Chacoalhe o pote todos os dias. E pronto, no 4º dia, você pode destampar e colocar os palitos de churrasco ou passar para frascos menores com palitos de churrasco também, ou com *sprays.*

AROMATIZADOR DE CRAVO E CANELA

- Estimulante, faz você não temer o que vem pela frente, dá coragem, ajuda no enfrentamento das adversidades, com alegria.

Ingredientes:

- 1 pote de vidro com tampa de 500ml.

- 6 canelas em pau.

- 20 cravos secos.

- 200ml de água destilada.

- 200ml de álcool de cereais.

- Palitos de churrasco.

MODO DE PREPARO: em um pote de vidro, junte 6 canelas em pau, 20 cravos secos, 200ml de água destilada e 200ml de álcool de cereais. Enquanto você vai colocando cada um desses ingredientes no pote, vá pedindo a cura que deseja, deseje várias e várias vezes; no final, agradeça como se o que pediu já tivesse acontecido. Misture tudo muito bem e guarde dentro de um armário, coberto por um pano escuro, por no mínimo 3 dias. Chacoalhe o pote todos os dias. E pronto, no 4º dia, você pode destampar e colocar os palitos de churrasco ou passar para frascos menores com palitos de churrasco também, ou com *sprays.*

ÓLEO DE ERVAS, SEMENTES, CASCAS E FLORES

O óleo de ervas é um produto maravilhoso e muito procurado por quem faz aromaterapia. É uma forma de usar as ervas que gosto muito, pois conserva as ervas por um tempo prolongado e permite que usemos de diferentes formas.

O óleo de ervas não tem as propriedades das ervas tão concentradas como os óleos essenciais, mas é uma alquimia altamente terapêutica e pode ser usada com esse intuito. Para fazer o seu óleo de ervas, você precisa de calma, atenção e tempo, é uma terapia na terapia.

Vou passar a receita de como faz com uma erva específica, mas essa receita vale para qualquer erva.

Óleo de hortelã-pimenta: esse óleo é muito usado em massagem nas têmporas ou em compressas frias para diminuir dores de cabeça e enxaqueca. Como é analgésico, diminui dores de pancadas quando feito massagem com o óleo no local. Para problemas ligados ao sistema respiratório, faça massagem no tórax com o óleo. O efeito dele para as pessoas com bronquite, rinite, gripes e resfriados é um alívio quase que imediato dos sintomas. Também serve para picadas de insetos, compressas para TPM, e melhora a vitalidade. Você pode usar no seu quarto em um difusor, vai ajudá-lo a acordar bem disposto para enfrentar o dia com alegria.

Ingredientes:

- 300g de folhas de hortelã-pimenta.

- 200ml de óleo de amêndoas (é o que mais gosto) ou azeite de oliva extravirgem.

- 1 frasco escuro (verde ou âmbar).

MODO DE PREPARO:

Pegue as folhas de hortelã-pimenta e lave muito bem até tirar todas as impurezas, seque com papel-toalha, para realmente retirar as impurezas. Pique bem e coloque-as em um pote. Com a ajuda de um socador, esfregue as folhas no fundo do pote; se necessário, esfregue uma folha na outra até que saia o sumo e consiga sentir o cheiro forte da folha. Coloque tudo em uma panela e acrescente, na mesma panela, os 200ml de óleo que escolheu. Acenda fogo baixo e vá mexendo até que as folhas comecem a se desfazer. Cubra a panela e deixe em fogo bem baixo por 10 minutos. Desligue o fogo e deixe descansar por mais 10 minutos. Depois, com a ajuda de um filtro (coador) de café, coe o óleo e coloque direto no frasco escuro. Cubra o frasco e coloque dentro de um armário escuro e seco. Todos os dias, mexa no frasco. O frasco vai descansar por 10 dias. No 11º dia, pode tirá-lo do armário, estará pronto para uso.

AMULETOS

Os amuletos são usados mais por quem acredita na energia das ervas. Conforme a física quântica, tudo é energia, tudo que sai a partir de um átomo é energia; se é energia, tem algum poder. E se as ervas têm o poder medicinal de curar nosso corpo e alma, por que não poderia também cuidar de nossas dúvidas e crenças?

Há 2.000 anos, Jesus ganhou mirra ao nascer, pois simbolizava o desejo de que Ele fosse imortal. Era um presente dado somente a sacerdotes. E, de fato, Jesus conseguiu essa imortalidade, está vivo em nossos corações até hoje.

Então, se você não acredita que essas maravilhas verdinhas feitas por Deus têm alguma energia e algum poder sobre nós, seres humanos, talvez seja hora de rever seus conceitos.

Eu sempre usei, desde pequena, quem assiste ao meu canal no YouTube ou no Instagram sabe que parte da minha família veio do Egito, e lá existe o costume de se jogar favas brancas, com balas e moedas no aniversário de um ano das crianças. As mães que conseguem pegar algumas dessas favas guardam como amuletos para a chegada da abundância e prosperidade. Existem milhares e milhares de relatos, a força que elas têm é algo quase que indiscutível.

Mas, enfim, o que interessa é como fazer os amuletos.

Vou colocar aqui como costumo fazer, inclusive para dar de presente, mas se você tiver uma folhinha da sua erva de proteção no bolso, ela já é seu amuleto.

Costumo colocar naqueles saquinhos de organza ou algodão branco as folhas, cascas e sementes, que acredito que estou precisando, e passo a andar com os saquinhos todos os dias, na bolsa ou no carro. Mas não pode deixar que outras pessoas coloquem a mão neles, pois assim serão desenergizados.

Lembre-se de lavar e secar as ervas antes de fazer.

Vou dar um exemplo. Para trazer prosperidade:

- 1 folha de louro, 1 canela em pau e 10 cravos, primeiro lavo e seco o louro e, antes de colocar no saquinho de organza, pego os ingredientes na mão e digo bem de pertinho o que desejo deles, bem concentrada. Agradeço como se já tivesse acontecido e coloco os ingredientes dentro do saquinho.

Quando quero dar de presente para alguém, coloco um cartão com a explicação do que tem lá dentro e o que desejo que aquilo faça por aquela pessoa.

Fica muito bacana.

REPELENTES

Não seria maravilhoso você poder usar um repelente sem produtos tóxicos que maltratam você, seus filhos ou seus animais de estimação? Pois é, esse repelente existe e é muito fácil de fazer.

Diversas plantas têm o poder de repelir mosquitos indesejáveis, e picadas desses mosquitos que trazem diversas doenças, por isso, devemos sempre nos cuidar. Quando vejo mosquitos rondando a casa, pego logo meu repelente caseiro e estreio em mim e em todos. Agora, aqui em casa, mosquito não tem mais vez!

É importante saber que às vezes é bom variar de erva, senão os mosquitos podem se acostumar. Podemos usar a alfavaca, a citronela, a hortelã e o manjericão, entre outras.

Para fazer repelente de ervas, você sempre vai precisar da tintura da erva (conforme ensinei a fazer no capítulo 9, na página 86).

A receita que vou passar agora é para uma erva específica, mas essa receita pode usar para qualquer erva.

Agora, vamos à receita:

INGREDIENTES:

- 500ml de álcool de cereais.

- 10 cravos da índia secos.

- Tintura de citronela (capítulo 9, página 86).

- Frasco escuro.

MODO DE PREPARO: em um frasco escuro, coloque os cravos e o álcool, tampe, cubra e guarde em um armário de pouca ou sem umidade, por 10 dias. Durante esse período, mexa o frasco todos os dias. Ao final dos 10 dias, acrescente 10 gotas da tintura, passe para um frasco com borrifador, e seu repelente estará pronto para ser usado.

PARTE III

O SURGIMENTO DO MOVIMENTO DAS FARMÁCIAS NATURAIS

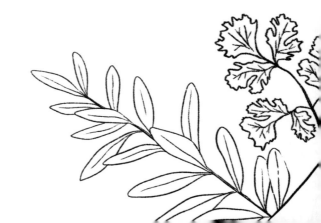

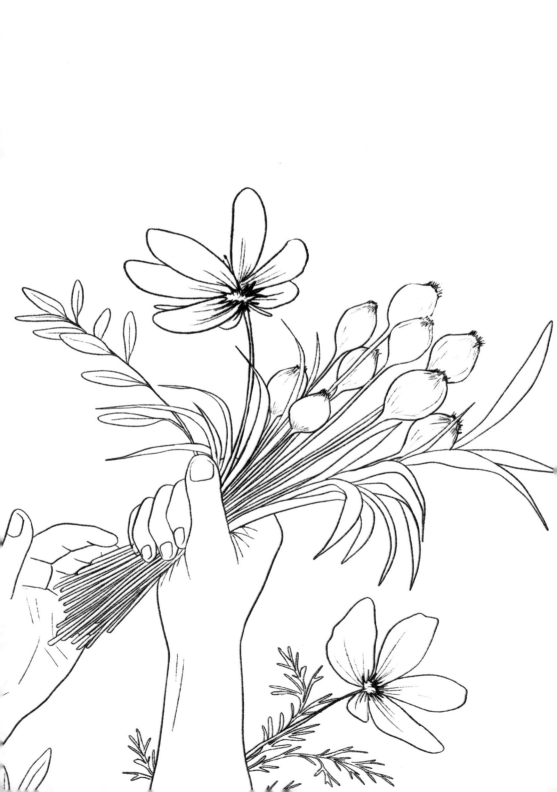

12
MEDICINA ALTERNATIVA
CURANDEIRISMO/RAIZEIRAS/PAJÉ/HERBORISTA

Entendendo os significados.

Essa medicina existe desde os tempos mais remotos, quando o homem já habitava o planeta. O uso das ervas por descobrimento acidental acontecia sempre, o que trazia o conhecimento natural do uso de cada uma para as pessoas que estavam próximas.

Um pouco mais para frente, as pessoas começaram a entender o uso das ervas. Assim nasceu o verdadeiro uso e procura pelas ervas e plantas medicinais.

Vamos começar explicando um pouco sobre a medicina alternativa. Ela é uma prática que visa prevenir ou cuidar e curar a saúde de um indivíduo. Porém, suas técnicas ainda não foram totalmente testadas, então, apesar dos milhões de testemunhos de sua eficácia, não há comprovação biológica ou científica.

As ervas normalmente são usadas fora da medicina tradicional, são conhecidas também como Medicina **New Age** ou Pseudomedicina.

Algumas das medicinas alternativas mais usadas nos Brasil são:

- Homeopatia

- Fitoterapia

- Curandeirismo

- Aromaterapia

- Cromoterapia

- Acupuntura

- Auriculoterapia

- Ayurveda

Entre outras. É importante ressaltar que quem procura esse tipo de medicina é porque normalmente já toma ou tomou remédios por muito tempo e não quer mais intoxicar seu corpo com tantos produtos químicos com efeitos colaterais a médio e longo prazo. Assim, sabendo que a terapia alternativa tem milhares de casos com resultados positivos, ela é a melhor chance de cura, já que esse tipo de terapia trabalha para equilibrar nosso corpo físico e mental, tratando assim a saúde, e não apenas a doença.

Agora vamos falar de três dessas terapias:

1 - CURANDEIRISMO

O curandeirismo é uma prática utilizada há milhares de anos. Ela se baseia na cura pelo equilíbrio do corpo e alma, trazido pelo poder do curador, pelos elementos essenciais da natureza como água, sol, ervas; eventualmente, essa prática vem acompanhada de rezas específicas para trazer a intenção dos pedidos daquele equilíbrio do corpo e alma da pessoa.

Pesquisas feitas sobre o assunto mostram que a curandeira/feiticeira mais antiga do mundo apareceu no Egito, em 2700 a. C. Era uma mulher e seu nome era Merit Ptah. Ela é considerada a primeira médica da história. E tinha o título de curandeira, chefe na sua época.

Fazia uso de diversas ervas e misturas para curar o faraó e sua família de todos os males e enfermidades.

2 - RAIZEIRAS(OS)

No Brasil, existe o costume principalmente para as populações do Norte e Nordeste, do tratamento com raizeiras e raizeiros.

Essas pessoas são conhecidas como povos que têm conhecimentos de cura, recebidos por gerações e por meio desses conhecimentos, conseguem curar a comunidade, tanto a saúde física quanto a espiritual.

São frequentemente procuradas para as famosas garrafadas, que são feitas com diversas ervas e depois rezadas, para que a cura seja atingida em todas as áreas do corpo do "paciente", para que ele tenha sucesso em seu pedido de saúde.

3 - PAJÉ XAMÂNICO

O pajé é um líder espiritual, é o curandeiro da tribo. Essa liderança também é conhecida como xamã, responsável por todos os rituais da tribo.

Ele é o contato entre os protetores espirituais da tribo e o povo indígena onde o xamã habita.

Todos os poderes de cura, sejam eles vindos de trabalhos com as ervas das matas ou do mundo espiritual, são relacionados a ele.

Ou seja, o xamã é quem tem o contato com os espíritos guerreiros e os espíritos da floresta, incluindo as ervas, consideradas mágicas. Para que una as duas entidades (espírito e ervas) e possa dar a cura que seu povo necessita para sobreviver às adversidades de saúde.

4 - HERBORISTA

O herborista é um profissional que estuda as ervas medicinais, sabe cultivá-las, conservá-las e armazená-las adequadamente, para que possam ser usadas como remédio nas mais variadas questões.

O curioso é que essa palavra herborista começou a ser usada na Idade Média, em que já se separava as questões de cura e religiosas como entidades e ervas. Já não existia uma única pessoa que cuidava das duas coisas.

Os herboristas estudam até hoje as ervas medicinais e seus poderes de cura do corpo humano como um todo e não apenas a doença em si.

Para entender as sutilezas das ervas e conseguir chegar a uma cura do corpo, e não da saúde da pessoa, há muitos herboristas que acreditam que colocar a intenção de cura na hora do preparo de um chá ou de um banho de cura potencializa o poder da erva.

O que significa que até hoje o uso das ervas medicinais está ligado aos poderes da sensibilidade de quem os indica e os prepara, bem como de quem os recebe.

A terapia fitoterápica, no frigir dos ovos, é isso! Conhecimento das ervas medicinais e fé de quem produz os remédios e quem os toma.

Com essa ligação, o corpo do paciente se cura e a doença vai embora.

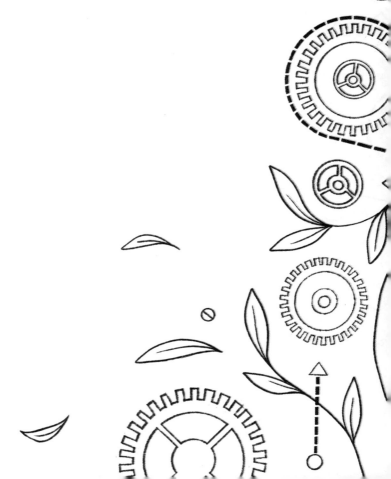

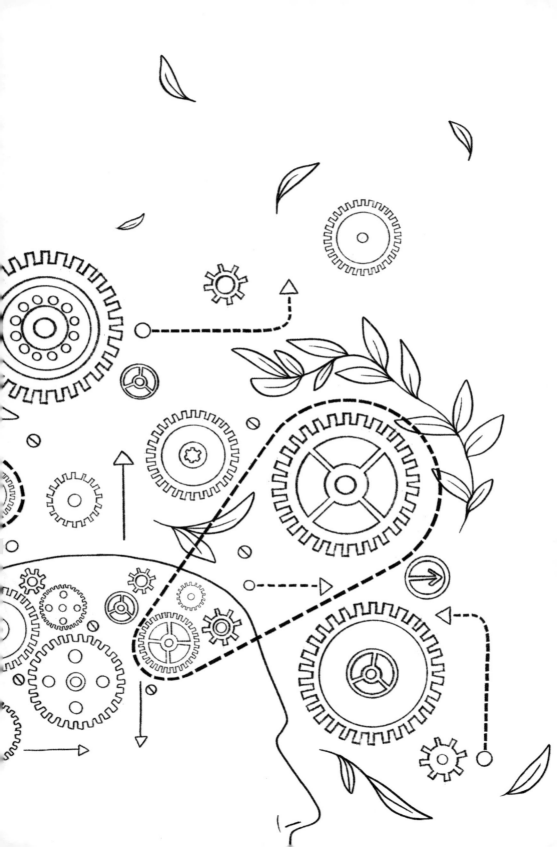

13
FERRAMENTAS DO POVO QUE USA AS ERVAS PARA CURAR

Além das próprias ervas que curam nosso corpo físico das doenças, em estudos que datam de mais de 6 mil anos a.C. já se entendia que essas doenças vinham de problemas e dores que os seres humanos traziam em sua mente.

A preocupação, o nervosismo, a tristeza, já se sabia que havia uma ligação e, mais do que isso, que a cura física estaria ligada à cura emocional, e que a cura emocional estava ligada à união do indivíduo com a natureza.

Vejam nestas frases de Hipócrates (pai da medicina):

"Saúde e doença estão relacionadas com a interação do corpo com a mente e do homem com o meio ambiente e a natureza".

"O homem deve saber que é do cérebro e somente do cérebro que

surgem nossos prazeres, mas também nossas tristezas e dores, que nos levam à loucura e à ansiedade, e nos trazem a insônia e tantos outros problemas".

"O caminho para a saúde é tomar um banho aromático por dia".

"Tolo é o médico que despreza o conhecimento adquirido pelos antigos".

Assim como Hipócrates deve ter feito em 460 a.C., nós, terapeutas deste século, cada vez mais percebemos a necessidade do uso de ferramentas de cura conforme os antigos faziam.

Mas devemos, além de usar as ervas para cura do nosso corpo físico, utilizá-las para a cura do nosso corpo emocional e energético.

Eis, então, que vamos falar da fitoenergia.

Fito = planta energia, energia das plantas.

As plantas têm um campo vibracional incrível, elas conseguem aumentar seu campo de energia em até 10 vezes o tamanho normal. Mas elas só conseguem fazer isso de madrugada, quando não estão fazendo a fotossíntese.

Por esse motivo, o óleo essencial delas é colhido somente de madrugada, quando seu campo energético é maior, assim o óleo concentra a maior quantidade de propriedades físicas e energéticas.

Além do óleo, é possível utilizar a energia das plantas, fazendo mentalizações e meditações; banhos e incensos já citados anteriormente.

Todas elas têm muito para nos acolher e estão aqui para esse propósito.

E se nós estamos abertos a essa cura, basta termos alguns minutos do dia, fecharmos os olhos e nos lembrarmos de uma árvore que nos dê conforto ou do aroma de uma flor que nos acalma.

É possível utilizar a ferramenta do oráculo fitoenergético, que foi intuída, enviada por nossa amiga de luz cabocla Potira. Ela já vem com as cartas e as fotos das ervas, facilitando o uso e a mentalização das ervas, a meditação e reflexão de cada uma delas.

A leitura das cartas e suas palavras-chave ajuda na diminuição do estresse do dia a dia e melhora o tratamento das curas físicas.

É um tratamento extremamente simples e muito eficaz.

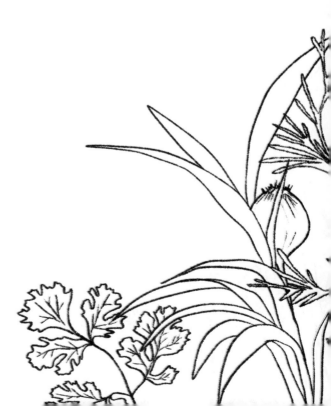

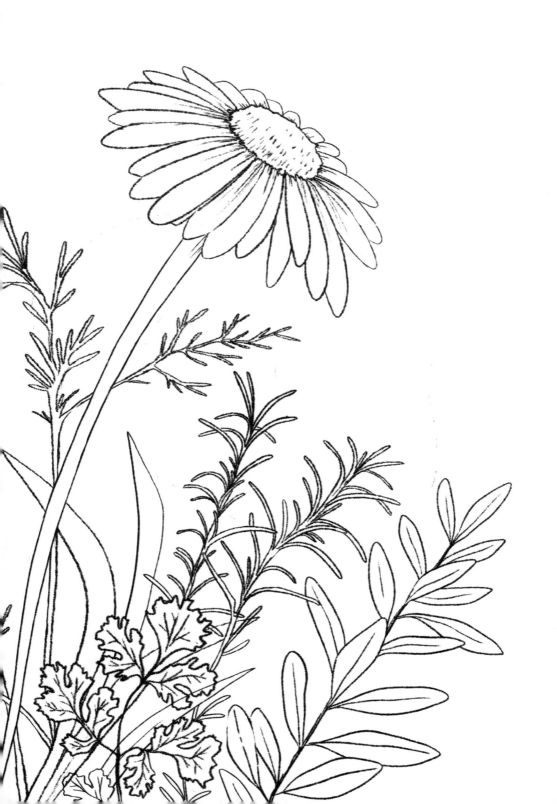

14
O QUE É UMA FARMÁCIA NATURAL?

Farmácia Natural é o nome que eu dei para o local onde você vai colocar todas as mudas ou plantas que forem da casa e/ou utilizadas para cura de corpo e alma.

Da mesma forma que em uma farmácia, você tem que saber o que os pacientes vão utilizar, os "remédios" que devem ser encontrados nela.

A Farmácia Natural é um espaço seu, onde você poderá tratar com carinho as mudas que ganhar ou comprar para cuidar de vocês e das pessoas que moram com você.

Deixe-a sempre linda e bem cuidada, com água, substratos e adubos naturais, assim ela retribuirá, cuidando muito bem de você e sua família.

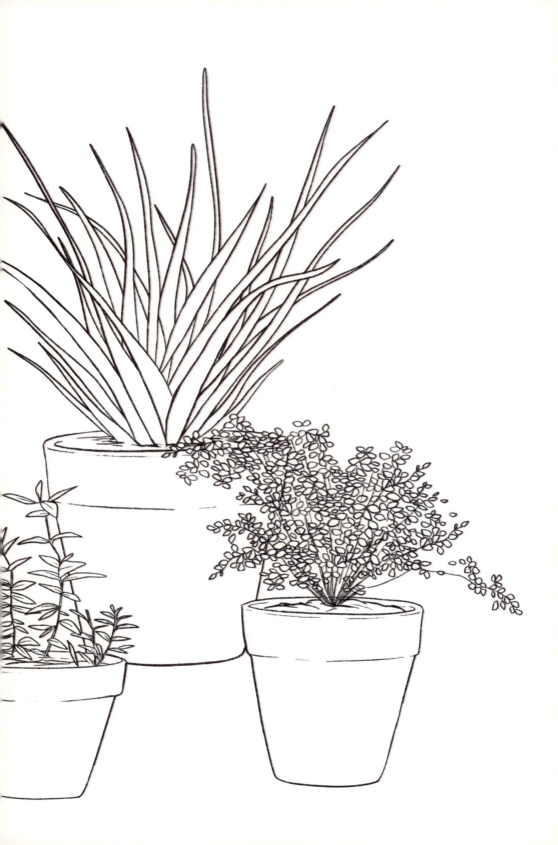

15
COMO SE MONTA UMA FARMÁCIA NATURAL EM UMA CASA OU APARTAMENTO?

Preocupações para montagem de sua Farmácia Natural em um apartamento:

Se você vai montar sua farmácia no seu apartamento, deve pensar em alguns itens que de fato vão permitir o bom crescimento das ervas e para que as mantenha frescas, com o crescimento delas de forma natural, sem agrotóxicos.

Elas não podem estar em locais que não bata sol nenhum horário do dia, o ideal é que possam pegar pelo menos 4 (quatro) horas de sol ao dia.

As ervas não devem ficar em um local que tenha corredor de vento, pois também não vão aguentar.

A rega deve ser diária, diretamente na terra. Então, procure um espaço no seu apartamento que possa molhar, pois todos os vasos devem conter um furo no fundo para o escoamento da água em excesso, para que não matemos a raiz da erva encharcada.

Não plantar mais de uma erva por vaso, pois isso impede o crescimento de uma das duas, até a morte de uma das duas espécies.

Coloque-as, se possível, todas juntas em um mesmo ambiente para ficar fácil o reconhecimento das folhas, caso haja dúvidas.

Fique de olho em possíveis doenças das ervas, pois com facilidade se alastram e pegarão as outras mudas. Ao ver que uma muda está com algum tipo de doença, primeiro tire-a da proximidade com as outras e, depois, faça a pesquisa para ver qual a diferença, a doença e como tratá-la.

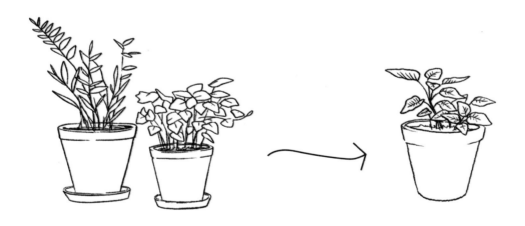

Preocupações para montagem de sua Farmácia Natural em casa:

Se você for montar sua farmácia em uma casa, mas não quer usar vasos, ou seja, o plantar será diretamente na terra. Tente fazer como se fosse um formato de horta, para que as ervas maiores não matem as ervas menores. Dê o espaçamento de pelo menos 50cm entre elas.

Você também deve plantá-las em um ambiente que pegue ao menos 4 horas de sol por dia, e que não pegue muito vento.

A rega também deve ser diária e diretamente na terra; se tiver ervas frutíferas, essas devem tomar ainda mais água que as outras.

Lembre-se de que você terá que cuidar delas todos os dias para que possam retribuir com a cura. Então, procure um lugar de fácil acesso e fácil a rega (que esteja próximo à mangueira).

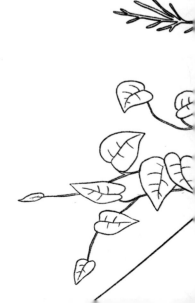

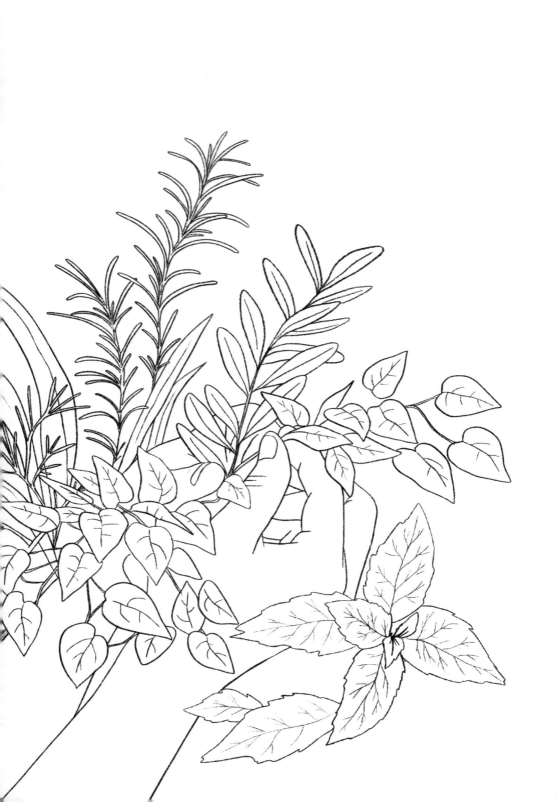

16

COMO ESCOLHER AS ERVAS CERTAS PARA CUIDAR DE MIM E DA MINHA FAMÍLIA?

Essa é uma das partes mais bacanas de se montar uma farmácia natural. É a hora de descobrir tudo o que aflige sua família, sintomas, dores, sejam periódicos ou não. Você pode pensar até em vizinhos que tenha mais afinidade e que tenha vontade de ajudar, se tiver espaço para mais ervas em sua casa.

Então, vamos lá:

1º - Chame todos que irão utilizar sua farmácia para participar de uma conversa.

2º - Tenha um caderno em mãos para anotar todas as "desordens" físicas de cada um.

Escreva como se fosse uma tabela (veja no desenho abaixo), com nomes e desordens para facilitar a definição pelas ervas.

LISTA DE ERVAS PARA FARMÁCIA NATURAL				
NOMES / ENFERMIDADES	Carolina	João	D. Emília	ERVAS
Dor de cabeça	X	X		Manjericão
Sinusite		X		Eucalipto
Colesterol			X	Alcachofra
Varizes	X			Hamamélis

3º - Você pode usar a listagem de doenças mais comuns com curas pelas ervas medicinais, que também estão aqui no livro (página 20), e assim ir perguntando para cada um se sofre daquela enfermidade.

4º - Finalizada a tabela, é hora de verificar a quantidade de enfermidades x a quantidade de espaço que você tem para abrigar os vasos separados para cada erva.

Exemplo: vou destinar um espaço de 1m² para colocar as ervas na minha varanda, tenho uma mesinha em que vão caber apenas 4 vasos.

5º - Se só temos espaço para 4 vasos, temos que tentar pegar ervas cujos benefícios de cada uma resolvam a maior quantidade de enfermidades assinaladas por sua família possível.

6º - Vá ao índice do livro por enfermidade (página 20) e procure as ervas que curam cada uma das enfermidades e anote no caderno. Você vai perceber que existem ervas diferentes que curam a mesma enfermidade. Exemplo: "Eu tenho dores de cabeça e minha sogra tem diabetes". Se eu tivesse apenas espaço para 1 único vaso, teria que escolher 1 erva que resolvesse as 2 enfermidades.

Então, iria até o índice por enfermidade e anotaria as ervas que curam dores de cabeça. Algumas delas são: camomila, boldo, angélica, gengibre, folha de abacateiro, sabugueiro, capim-santo, carqueja, espinheira santa, erva cidreira, hortelã, alcachofra, pata-de-vaca, dente-de-leão, guiné, entre outras.

Então, procuraria ervas que curam diabetes. Algumas delas são: chá verde, açafrão da terra, nogueira, pata-de-vaca, alcachofra, guiné, carqueja, sálvia, melão-de-são-caetano, insulina vegetal, entre outras.

Veja quantas ervas curam a dor de cabeça e diminuem a glicose no sangue, melhorando o diabetes. Temos a lista das ervas finalistas, a pata-de-vaca, alcachofra, guiné e carqueja (isso porque não terminamos a lista toda).

7º - Sabendo quais as ervas que curam a maioria das enfermidades, se você tiver um espaço reduzido com o qual não tem como colocar todas as ervas finalistas da sua lista, a decisão deve ser feita da seguinte forma: primeiro deve escolher aquela que tem facilidade para conseguir, não perca muito tempo aguardando uma erva dificílima de se obter, faça a sua farmácia com o que conseguir mais facilmente, apenas vá atrás daquelas mais difíceis, caso já tenha usado as outras possibilidades e nenhuma tenha sido a correta para seu organismo.

8º - Faça a ficha de sua farmácia. Para fazer a ficha, escreva em um papel as ervas escolhidas para compra e todos os benefícios de cada uma; se possível, coloque em um plástico para que não estrague. Essa folha deve ficar ao lado do espaço de sua farmácia, como se fosse a bula de seus remédios. Ela deve ser consultada todas as vezes em que você for usar uma das ervas, para que não use uma erva errada sem querer.

9º - Compre as mudas, verifique se as mudas que você está adquirindo são de fato as das ervas de que necessita, veja as fotos que estiverem aqui no livro de cada uma das ervas para ver se são de fato semelhantes. Peça a erva pelo nome científico, assim fica mais difícil de errar.

10º - Escolha o tamanho do vaso para que a erva consiga crescer mesmo quando você fizer a poda para uso. Eu indico vasos com pelo menos 20cm de diâmetro de boca.

11º - Plante de acordo com os ensinamentos que darei no próximo capítulo e coloque uma etiqueta com o nome de cada erva no vaso correspondente, para que não haja confusão.

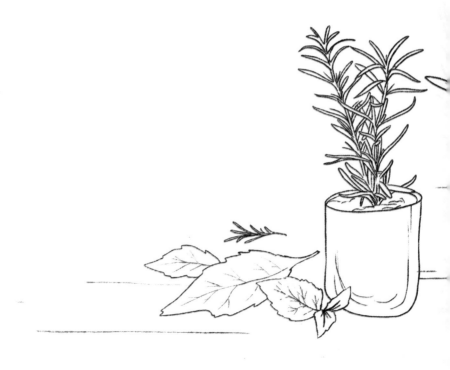

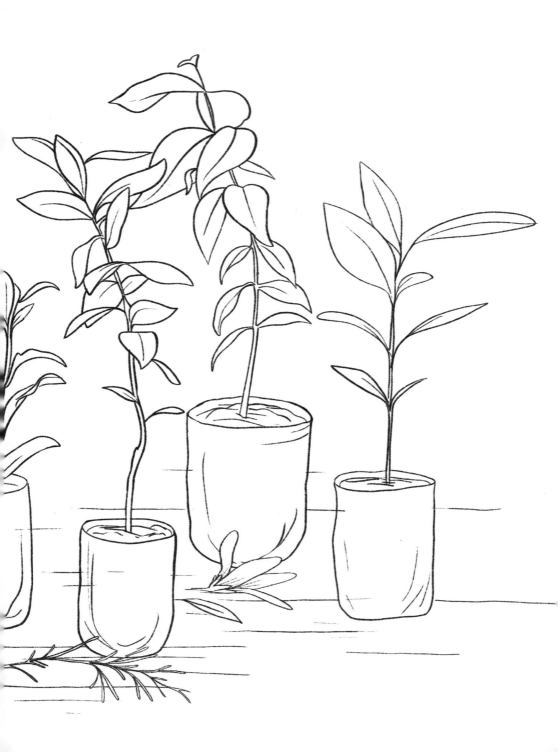

17

COMO DEVO PLANTAR AS MUDAS E COMO DEVO FAZER A PODA PARA USO DAS ERVAS?

Após a definição da lista das finalistas e quais delas serão as ervas que farão parte de sua farmácia, é hora de ir atrás de plantá-las em vasos ou na terra em sua casa.

Como já falado anteriormente, é importante saber a procedência da erva, saber se de fato você vai plantar a erva escolhida, utilize o nome científico para procurar a muda escolhida.

Alguns me perguntam por que não indico à pessoa para plantar com a semente. Na verdade, não é que não indico, mas isso demoraria certo tempo para que você começasse a usar. Para que sua farmácia faça mais sentido, o ideal é que, assim que estipuladas as enfermidades da casa, as ervas possam estar disponíveis para uso, dentro das quantidades já passadas e estipuladas para uso.

Sendo assim, acredito que a melhor maneira é começar adquirindo uma muda, dela será feita o plantio e a sequência de cuidados para crescimento e podas para uso.

Vamos então falar de como plantar:

Algumas plantas têm necessidades diferentes de outras, algumas preferem mais sol, outras menos, algumas são mais resistentes a vento, outras nem tanto, e assim vai. Como aqui supostamente vamos colocar todas juntas para que seja o cantinho da sua Farmácia Natural, o ideal é que tenhamos um meio termo para que possam crescer saudáveis e acompanhar você e sua família por longos anos.

Conforme minha experiência, o que deu certo para a minha farmácia, e veja que tenho mais de 40 espécies, foi um local único, que dê 4 horas de sol por dia para as plantas e que não tenha muito vento.

Todas elas, em vasos grandes com 50 cm de diâmetro até menores, com 15 cm, foram plantadas da seguinte maneira, acompanhe os passos:

1º - Gosto de usar vasos de barro, além de serem mais baratos, são perfeitos para um bom desenvolvimento das plantas, pois são porosos e drenam melhor a água do que os de plástico, ou de outros materiais.

2º - Verifique se seu vaso tem um ou mais poros embaixo, não plante em vasos sem furo embaixo, pois a água acumulada pode apodrecer a raiz da planta até que ela morra.

3º - A 1ª camada que coloco no vaso é de seixo de argila expandida, para que o ar entre em contato com a terra e possa escorrer a água em excesso, impedindo o apodrecimento das raízes da planta.

4º - Por cima do seixo, coloco uma camada de manta chamada manta de drenagem, para que mesmo escoando o excesso de água, ainda fique úmido o suficiente para que a planta não fique completamente seca.

5º - Então, imaginando 4 camadas de terra, que seriam divididas em 3/4 com terra adubada e 1/4 com substrato, coloco a 1ª camada de terra adubada, coloco a muda e completo com mais 2 camadas de terra adubada e 1 de substrato. Deixo a muda bem firme e faço a rega, com bastante água. É importante que o vaso fique em um local que permita que a água em excesso possa escorrer pelo furo, sem que ele fique completamente tampado, senão a água não conseguirá escoar e isso pode trazer problemas para sua erva.

6º - Depois de plantar a erva, pegue um adesivo, escreva o nome da erva e cole no vaso para que não se confunda com as outras ervas de maneira nenhuma.

7º - A rega para essas ervas deve ser feita todos os dias, 1 x ao dia, a não ser que esteja muito quente e perceptível que suas ervas estão sedentas, pois estão murchando; então, regue novamente.

8º - Após você ter plantado, poderá fazer a 1ª poda para uso; depois de 2 semanas que a erva estiver adaptada ao ambiente. A poda deve ser feita com tesoura, sempre com um corte na transversal, para que naquele ponto possa nascer uma nova folha ou um novo galho.

No caso do plantio direto na terra, os passos são os mesmos, excluindo apenas o uso do seixo e da manta. No lugar do adesivo, você pode colocar palitos com fitas coloridas amarradas, sendo que cada cor significa o nome de uma erva. Essa legenda de cores e ervas deve constar na ficha de sua Farmácia, para que não haja enganos na hora de usar.

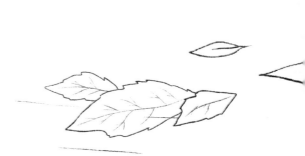

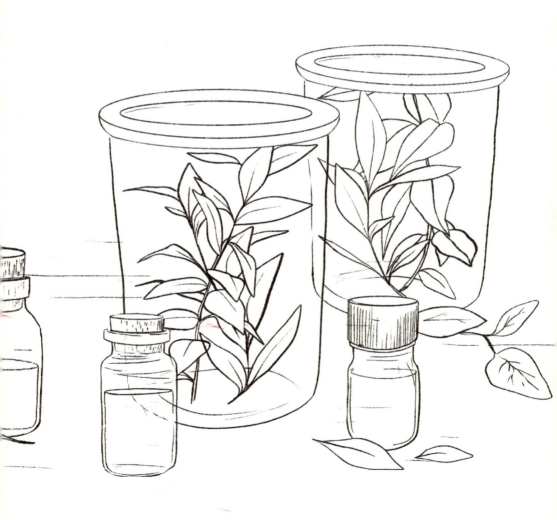

18

COMO ARMAZENAR AS ERVAS COM POUCO USO,
PARA QUE TENHAMOS NA HORA QUE PRECISARMOS?

Existem várias formas de armazenamento das ervas, podem ser pelas tinturas, podem ser pelos óleos de ervas, de florais ou simplesmente secando as folhas para que possamos usar o chá com a erva seca.

No caso de tintura e óleo, já passei a receita em outros capítulos deste livro. Agora vou passar a receita de como secar as folhas das ervas para que se possa armazená-las com segurança.

A forma mais fácil e mais usada é a secagem feita no micro-ondas. Você vai lavar bem as folhas das ervas que serão secas, e depois seque-as bem; pode secar com o uso de papel-toalha.

Pegue um prato, coloque 2 folhas de papel-toalha, distribua as folhas da erva por cima e cubra novamente com mais 2 folhas de papel-toalha, coloque no micro-ondas por 30 segundos. Retire o prato e veja se alguma das folhas já desidratou; se sim, retire essa do prato e as outras voltam para o micro-ondas, por mais 30 segundos. Retire o prato e vá fazendo esse procedimento de 30 em 30 segundos até retirar todas as folhas que foram desidratadas; depois, é só deixar esfriar e guardar, preferencialmente, em um pote de vidro com tampa. Se não colocar em um pote de vidro, sempre que for usar, verifique se a erva não está mofada; se estiver, não é aconselhável utilizá-la.

Mas se estiver em um pote de vidro bem tampado, pode ficar armazenada por mais de um ano, que estará ótima para uso quando necessitar.

Para quem não gosta muito do uso de micro-ondas, o jeito é pendurar, como se fazia há milhares de anos e se faz até hoje.

Pegue algumas hastes da erva que quer armazenar, amarre em um barbante, de preferência de algodão, pendure em um local escuro, seco e bem ventilado. Após 2 semanas, sua erva estará pronta para ser armazenada e, da mesma forma que a outra, deve ficar em um pote de vidro tampado.

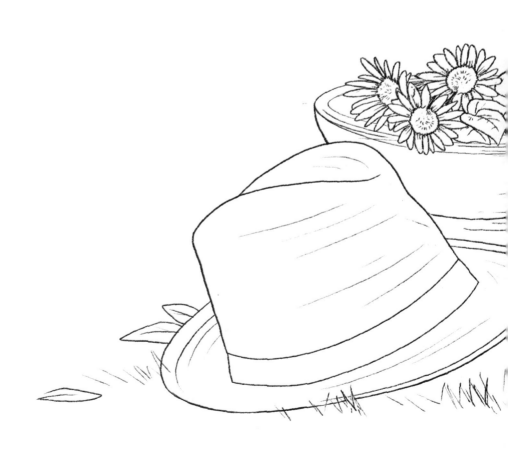

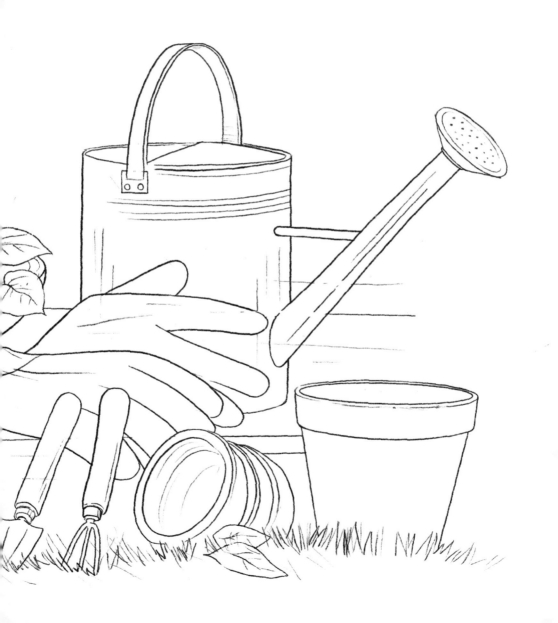

19
MATERIAIS QUE DEVO TER PARA USO NA FARMÁCIA

Sobre os materiais essenciais para cultivar, manter e preparar tudo o que sua farmácia pode dar para você e sua família, são necessários os seguintes materiais:

Para cultivo:

- Pá de terra

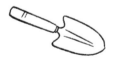

- Vasos

Para manter:

- Regador

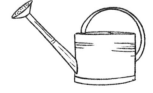

- Tesouras de poda

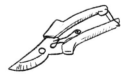

Para preparos:

- Cuia

- Socador

- Barbante de algodão

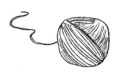

- Álcool de cereais

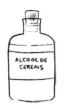

- Garrafas de vidro com tampa

- Bandagens

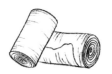

- Garrafinhas âmbar com conta-gotas

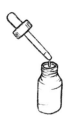

PARTE IV

CONHEÇA 60 ERVAS MAIS UTILIZADAS POR BRASILEIROS

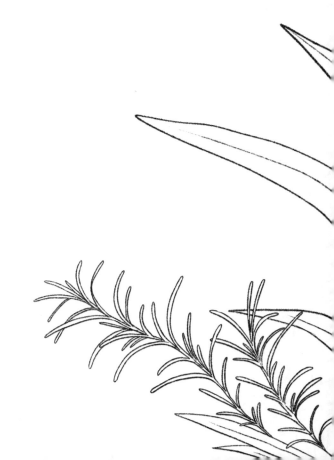

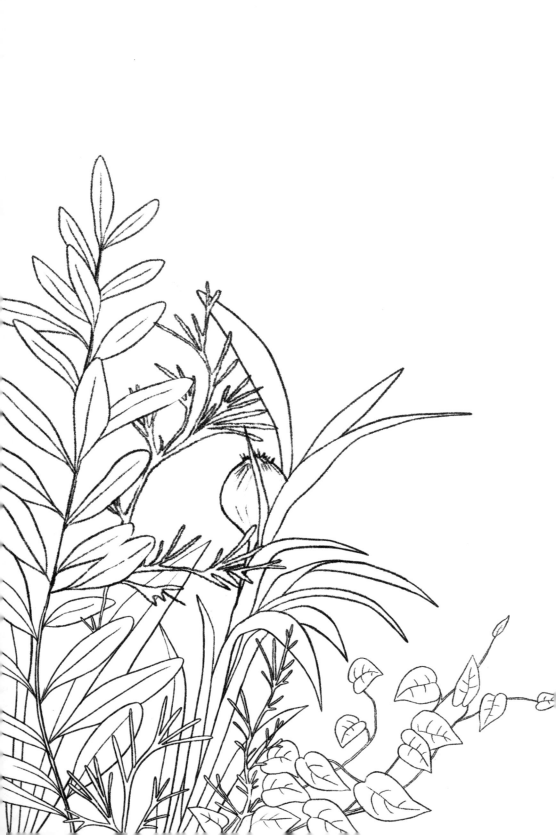

20
AS 60 ERVAS MEDICINAIS BRASILEIRAS RECONHECIDAS PELA OMS
E INDICADAS PELOS MÉDICOS NO BRASIL DESDE 2017

Aqui estão as 60 ervas medicinais brasileiras, das 550 que existem no mundo, já reconhecidas pela OMS e de fácil acesso e que englobam a maioria das queixas dos brasileiros. Leia cada uma atentamente e, sempre que necessário, volte a este capítulo para ter certeza dos benefícios da erva que vai usar.

> Alerta: sempre que estiver doente, consulte um médico. Nunca substitua um remédio pelo uso das ervas medicinais sem o consentimento do seu médico de confiança.

1. ABACATEIRO, folha

2. ACÔNITO, raiz

3. ALCACHOFRA, folha

4. ALCAÇUZ, raiz

5. ALHO, bulbo

6. ALOE, exsudato seco

7. ALTEIA, raiz

8. AMEIXA, fruto

9. ANGICO, casca

10. ANIS-DOCE, fruto

11. ANIS-ESTRELADO, fruto

12. ARNICA, flor

13. AROEIRA, casca

14. BARBATIMÃO, casca

15. BAUNILHA, fruto

16. BELADONA, folha

17. BENJOIM, casca, folha e flor

18. BOLDO, folha

19. CALÊNDULA, flor

20. CAMOMILA, flor

21. CANELA-DA-CHINA, casca

22. CANELA-DO-CEILÃO, casca

23. CAPIM-LIMÃO, folha

24. CARDAMOMO, semente

25. CARQUEJA, caule alado

26. CÁSCARA SAGRADA, casca

27. CASTANHA-DA-ÍNDIA, semente

28. CENTELLA, folha

29. CHAMBÁ, folha

30. CHAPÉU-DE-COURO, folha

31. COENTRO, folha e fruto

32. CRATAEGO, folha e flor

33. CRAVO-DA-ÍNDIA, botão floral

34. CÚRCUMA, rizoma

35. ENDRO, fruto

36. ESPINHEIRA-SANTA, folha

37. ESTÉVIA, folha

38. ESTRAMÔNIO, folha

39. EUCALIPTO, folha

40. FUNCHO-AMARGO, fruto

41. FUNCHO-DOCE, fruto

42. GARRA-DO-DIABO, raiz

43. GENCIANA, rizoma e raiz

44. GENGIBRE, rizoma

45. GOIABEIRA, folha

46. GUACO-CHEIROSO, folha

47. GUARANÁ, semente

48. HAMAMÉLIS, folha

49. HORTELÃ-DO-BRASIL, parte aérea

50. HORTELÃ-PIMENTA, folha

51. JUCÁ, casca, folha, fruto

52. LARANJA-AMARGA, exocarpo

53. MACELA, flor

54. MALVA, flor

55. MARACUJÁ-AZEDO, folha, casca, polpa, sementes

56. MELISSA, folha

57. PITANGUEIRA, folha

58. QUEBRA-PEDRA, parte aérea

59. RUIBARBO, rizoma e raiz

60. TANCHAGEM, folha

1. ABACATEIRO, folha

NOME CIENTÍFICO: *Persea americana*
OUTROS NOMES POPULARES: abacateiro, folha de abacateiro

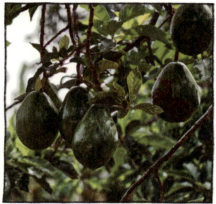

FOTO: Matthias Cben - Pexels

BENEFÍCIOS MEDICINAIS: a folha de abacateiro é rica em fenóis e flavonoides, que são dois antioxidantes e anti-inflamatórios poderosos. Minerais como magnésio, manganês, ferro, zinco, cálcio e potássio.

Cataplasmas e compressas da folha tratam de abcessos e varizes.

Já o chá da folha tem muitos benefícios, combate problemas do fígado, anemia, pois é rico em ferro. Trata infecções urinárias, bronquite, cansaço, cefaleias, diarreia, dispepsia, dor de barriga, estomatite, estresse, gases, diabetes, gota, hepatite, pedra nos rins, má digestão, tosse, tuberculose, é diurético e ajuda no tratamento contra vermes.

O bochecho com o chá trata aftas.

Gargarejo com o chá trata amigdalite.

BENEFÍCIOS DA FITOENERGIA: a folha de abacate pode ser usada para banho e para defumação.

Usada para defumação, limpa a alma e a casa contra energias negativas e expande o local e a mente para facilitar conexões com planos mais elevados.

Já o banho com a folha do abacate traz direção e energização.

CULINÁRIA: além do chá, por ser rico em fibras, podemos triturar folhas de abacate secas e usá-las na massa de pães, não darão gosto na massa e a deixarão muito mais nutritiva (usar apenas três folhas trituradas a cada 500g de massa).

FORMAS DE USO: banhos, chás, defumador, óleo da erva, óleo essencial e tintura.

DOSAGEM DE USO: para chás, 3 folhas secas ou 5 folhas frescas para cada 500ml.

CONTRAINDICAÇÕES: essa folha não é recomendada para gestantes e lactantes. Pois alguns estudos sugerem que, nesses casos, o chá pode afetar as glândulas mamárias.

Também é necessário ter cuidado com a quantidade ingerida. O consumo diário do chá não deve ultrapassar 3 xícaras (equivalente a 720ml) e o tratamento caseiro não deve durar mais do que 10 dias. Isso porque pode prejudicar os níveis de hidratação do corpo, já que é diurético.

2. ACÔNITO, raiz

NOME CIENTÍFICO: *Aconitum napellus*
OUTROS NOMES POPULARES: capacete-de-júpiter, capuz-de-frade, casco-de-júpiter, napelo, anapelo, matalobos

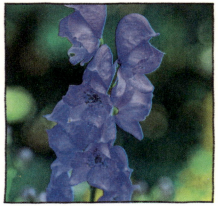

FOTO: Schnuddel - Getty Images Signature

BENEFÍCIOS MEDICINAIS: a raiz de acônito serve para ajudar quem tem problemas de ordem mental e/ou emocional, como no tratamento do medo, fobia, síndrome do pânico, crise de ansiedade.

Para as vias aéreas, trata asma, bronquite, congestão pulmonar, pneumonia, gripe, laringite e febre alta com delírios.

Também é cicatrizante e trata feridas na pele, gota, reumatismo e úlceras.

BENEFÍCIOS DA FITOENERGIA: o acônito é conhecido como a erva que mata lobisomem e vampiro. Na antiguidade, usava-se acônito para banhar as pontas de dardos e lanças para guerras, ou para se proteger ou caçar.

CULINÁRIA: por ser uma planta extremamente tóxica, ela não pode ser usada na culinária.

FORMAS DE USO: óleo essencial, tintura, homeopatia.

DOSAGEM DE USO: somente o que for receitado por MÉDICOS.

CONTRAINDICAÇÕES: é uma erva extremamente perigosa, é tão tóxica que pode levar um homem adulto à morte em minutos. NENHUMA pessoa pode fazer uso desta erva a não ser que seja acompanhado por um médico que a tenha receitado.

3. ALCACHOFRA, folha

NOME CIENTÍFICO: *Cynara scolymus*
OUTROS NOMES POPULARES: alcachofra-hortense, alcachofra comum, alcachofra cultivada, alcachofra de comer, alcachofra rosa

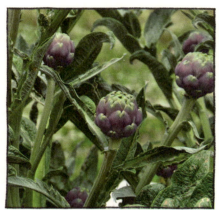
FOTO: Sirylok - Canva Pro

BENEFÍCIOS MEDICINAIS: fonte de vitaminas A, C e B2, cálcio, fósforo, ferro, potássio e magnésio, além de possuir poucas calorias. Por isso, o alimento é benéfico para o colesterol, a digestão, a pressão arterial e o controle glicêmico. É muito utilizada para emagrecer ou para complementar tratamentos de emagrecimento, diminui o colesterol, combate a anemia, regula os níveis de açúcar no sangue e combate os gases. Segundo um estudo que analisou os efeitos do extrato de alcachofras cultivadas no Brasil, a espécie *Dendropanax* cf. *querceti* possui ação contra células tumorais devido à presença de lupeol, seu principal composto ativo. Essa substância ainda apresenta ação antioxidante e protege os rins da excreção de oxalatos (substâncias que, em excesso, podem levar à formação de cálculos renais) e da exposição ao cádmio. Ainda nesse estudo, concluiu-se que a cinaropicrina é um composto encontrado em várias espécies de alcachofra que, quando isolado, apresenta propriedades inibitórias contra a necrose tumoral. De acordo com o estudo, a eficácia é comparável ao fármaco prednisolona, um potente anti-inflamatório. Análises do estudo afirmam que a cinaropicrina, além de propriedades antitumorais, possui ação antimicrobiana e antifúngica. Entretanto, ela pode causar dermatite alérgica, inibição da secreção de plaquetas e efeitos tóxicos.

BENEFÍCIOS DA FITOENERGIA: ao utilizar a alcachofra para fazer banhos, você acaba com mágoas do passado e tensão emocional, dá limites à vida, traz paciência e tranquilidade, dá vitalidade. Tê-la enfeitando a casa também ajuda a parar as lembranças de mágoa.

CULINÁRIA: muitíssimo utilizada tanto em saladas como no prato principal, a alcachofra tem um lugar de destaque, toda vez que aparece. Servida com molho, com queijo, ou em risotos e massas. Além de ser nutritiva, ela é muito gostosa.

FORMAS DE USO: chá, tintura, óleo, óleo essencial, alimento, enfeite na casa ou banhos.

DOSAGEM DE USO: como é uma planta que não é tóxica, ela pode ser consumida sem muita moderação; cuanto ao chá, pode ser consumido de 3 a 5 xícaras por dia.

CONTRAINDICAÇÕES: pode causar dermatite alérgica, para quem tem alergia à alcachofra, inibição da secreção de plaquetas e efeitos tóxicos para gestantes e lactantes, se ingerida em muita quantidade.

4. ALCAÇUZ, raiz
NOME CIENTÍFICO: *Glycyrrhiza glabra*
OUTROS NOMES POPULARES: licorice, glicirriza, salsa, regaliz, pau-doce, raiz-doce

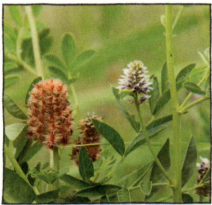

FOTO: Dadalia - Getty Images

BENEFÍCIOS MEDICINAIS: contém flavonoides, portanto, é anti-inflamatório e antioxidante. É antimicrobiano, mucolítico, detoxificante, expectorante, diurético, combate ansiedade, combate prisão de ventre, previne artrite e reumatismo, previne e trata estomatites, trata úlceras, gastrite e refluxo gastroesofágico. Ao consumir o alcaçuz, estamos protegendo nosso fígado, assim é ótimo para quem tem hepatite. A raiz de alcaçuz é boa para quem está com dor na garganta, pois conta com uma substância que tem efeito sedativo, diminuindo consideravelmente a dor.

BENEFÍCIOS DA FITOENERGIA: o alcaçuz é considerado uma erva morna e equilibrada, mas não se toma banho nem se faz defumação comumente com ela. Deve estar misturada com mais uma ou duas ervas.

CULINÁRIA: muito usado na confecção de doces.

FORMAS DE USO: chá, óleo essencial, tintura, banhos, alimentação.

DOSAGEM DE USO: tomar o chá, e comer doces de alcaçuz, recomenda-se não ultrapassar 250g/ml por dia.

CONTRAINDICAÇÕES: o ácido glicirrízico é o composto encontrado no alcaçuz, que, em excesso, pode causar hipertensão, alcalose metabólica, arritmias fatais e insuficiência renal.

5. ALHO, bulbo
NOME CIENTÍFICO: *Allium sativum*
OUTROS NOMES POPULARES: alho, alho-bravo, alho-comum, alho-hortense, alho-manso, alho-ordinário

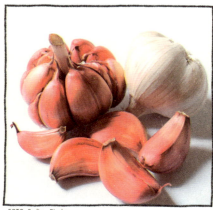

FOTO: Gadin - Pixabay

BENEFÍCIOS MEDICINAIS: o alho cru contém a alicina, que proporciona o cheiro característico do alho, e é ela que tem os nutrientes que o alho proporciona para nós, que são manganês, vitamina B6, vitamina C, selênio, fibra e grandes quantidades de cálcio, cobre, potássio, fósforo, ferro e vitamina B1. O alho melhora a imunidade, melhora doenças inflamatórias e evita doenças respiratórias.

O alho também melhora os níveis de colesterol e pressão arterial.

Ainda ajuda a manter o cérebro saudável, prevenindo doenças como demência e a Doença de Alzheimer.

Aumenta a longevidade, melhora nosso ânimo para fazer exercícios físicos.

O alho é um poderoso antioxidante, pois contribui para desintoxicação por metais pesados, prevenindo o câncer de cólon e o de pulmão. Melhora a saúde óssea, pois causa bons efeitos para osteoartrite, e acaba com vírus, fungos e bactérias.

Os antigos da Índia usavam alho como afrodisíaco e estimulante das funções sexuais, devido ao seu efeito vasodilatador.

BENEFÍCIOS DA FITOENERGIA: o alho tem muito poder no mundo místico. Ele é responsável por retirar energias negativas do local onde o alho se encontra ou da pessoa, e previne que novas energias negativas tenham acesso novamente à aura dela.

Ele traz proteção, limpeza e purificação, para o local e pessoas onde ele se encontra.

CULINÁRIA: o alho é muitíssimo utilizado na culinária, seja para temperar todos os alimentos, quanto para fazer parte do prato. A pasta de alho é muito usada para esses temperos, o que é ótimo, pois somente esmagando o alho cru é possível ter a alicina.

FORMAS DE USO: puro, chá, óleo, óleo essencial, incenso, tinturas, banhos, como amuleto, xaropes e água de alho.

DOSAGEM DE USO: a dose mínima eficaz para efeitos terapêuticos é um dente cru ingerido com as refeições, 2 ou 3 vezes ao dia.

CONTRAINDICAÇÕES: se você tem um distúrbio de sangramento ou está tomando medicamentos para diluir o sangue, fale com seu médico antes de aumentar seu consumo de alho. O consumo excessivo de alho pode causar problemas digestivos, cólicas, gases, vômitos, diarreia, dor de cabeça, dor nos rins e tonturas.

O alho é contraindicado para recém-nascidos, durante a cicatrização de cirurgias e em casos de pressão baixa, dor no estômago, hemorragias e uso de remédios para afinar o sangue.

6. ALOE, exsudato seco (gel seco)
NOME CIENTÍFICO: *Aloe vera L.*
OUTROS NOMES POPULARES: aloé, aloés-de-curaçau, babosa, erva-babosa, aloés

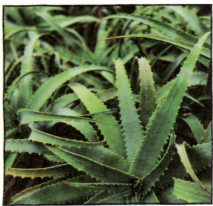

FOTO: IvanMikhaylov - Getty Images

BENEFÍCIOS MEDICINAIS: rica em vitaminas C e E e vitaminas do Complexo B, também em manganês, magnético, cálcio, ferro, zinco e selênio.

Tem propriedades calmantes, cicatrizantes, anestésicas, antitérmicas e anti-inflamatórias.

No trato de picadas de insetos, acalma as coceiras e alivia as dores da picada, acaba com a vermelhidão e o inchaço causado pelo veneno dos insetos.

Para pele, combate rugas e aumenta a elasticidade, e é um super hidratante natural, capaz de resolver queimaduras de sol tirando o ardor, melhora psoríase e erisipela, além de ser ótimo para hidratar e cuidar dos cabelos, para acabar com a caspa, seborreia e queda de cabelo.

No trato intestinal, a aloe melhora a prisão de ventre e diminui hemorroidas.

BENEFÍCIOS DA FITOENERGIA: a babosa, assim como algumas outras plantas, demonstra quando nossa casa está carregada de energia negativa. Se a planta está saudável, é sinal de boas energias, mas se estiver murcha, mesmo recebendo água, é porque está recebendo muita carga negativa.

É uma planta que chama a prosperidade e boa sorte, pois vai eliminando as vibrações ruins do ambiente.

O banho de babosa deve ser feito apenas com o gel, e traz proteção, sorte, amor e cura de enfermidades, e pode ser feito da cabeça aos pés.

CULINÁRIA: muito usada em balas, gelatinas e sucos. Alguns *chefs* utilizam as folhas da babosa picadas em saladas, pois além de aumentarem a parte nutritiva do prato, trazem uma "crocância" e um gosto leve.

FORMAS DE USO: chás, sucos, banhos, amuleto, tintura e óleos.

DOSAGEM DE USO: 100g do gel para 1 litro de água, tanto para suco quando para o chá.

CONTRAINDICAÇÕES: não podem usar a babosa mulheres grávidas ou lactantes, nem crianças de até 6 anos de idade, também pessoas que têm alergia à babosa e pacientes com inflamações de útero e ovário, também pessoas com pedras na bexiga, varizes, apendicite, prostatite, cistite, disenterias e nefrite.

7. ALTEIA, raiz

NOME CIENTÍFICO: *Althaea officinalis*
OUTROS NOMES POPULARES: althaea, malva-branca, malvaísco, malvavisco, malva-do-pântano

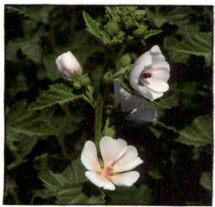

FOTO: Michel VIARD - Getty Images

BENEFÍCIOS MEDICINAIS: calmante, antibiótica, anti-inflamatória, antitussígena, fortalecedora do sistema imunológico, hipoglicemiante, cicatrizante.

No trato respiratório, ela acaba com a bronquite aguda e combate a tosse, tanto a seca, quanto a com catarro, também alivia as inflamações na garganta. Combate gripes e resfriados.

Diminui os índices de glicose no sangue, regularizando o diabetes.

Combate as infecções e aumenta nossa imunidade contra diversas doenças.

No trato digestivo, é considerada uma erva laxativa, previne a prisão de ventre e alivia úlceras gástricas, também melhora o trânsito intestinal.

Causa um efeito detox, pois estimula a saída de toxina pela urina, prevenindo doenças dos rins e fígado.

BENEFÍCIOS MÍSTICOS: a utilização da alteia em banhos e incensos naturais promove harmonia em qualquer situação, além de trazer otimismo, paz e amor para seu portador.

CULINÁRIA: as folhas da alteia são usadas há mais de 3.500 anos, não só na área medicinal, mas também na culinária. Devem ser cozidas como um refogado, e utilizadas da mesma forma que usamos um espinafre cozido.

FORMAS DE USO: a alteia pode ser usada como chá da raiz, óleo essencial, tintura, banhos, cataplasmas, compressas e incenso natural

DOSAGEM DE USO: 2 colheres de sopa da erva fresca para 500ml de água. Ou 1 colher de sopa da erva seca para 500ml de água.

CONTRAINDICAÇÕES: ela é contraindicada para gestantes e lactantes, crianças menores de 6 anos e durante o uso de produtos que contenham álcool, taninos ou ferro. Pacientes diabéticos que usam remédios para controle devem consultar um médico antes de consumir esta planta, pois pode aumentar o efeito dos medicamentos e causar alterações nos níveis de glicemia.

8. AMEIXA, fruto
NOME CIENTÍFICO: *Prunus domestica*
OUTROS NOMES POPULARES: ameixeira, ameixoeira, ameixieira

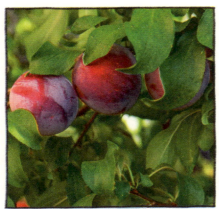
FOTO: MariuszBlach - Getty Images Pro

BENEFÍCIOS MEDICINAIS: rica em cálcio, potássio, boro e magnésio. É fonte de carboidratos, composto bioativo que, além de equilibrar a função intestinal, ajuda a prevenir as doenças cardiovasculares, melhora a densidade óssea e é antioxidante.

Muito utilizada no trato intestinal, a ameixa preta e seca tem muitos nutrientes que ajudam a combater a prisão de ventre, pois é rica em fibras. Dessa forma, ela regula o funcionamento do intestino e melhora, inclusive, problemas de hemorroidas.

A ameixa preta também faz um trabalho de desintoxicação do nosso corpo. Por meio de suas fibras, ela retira os metais pesados tóxicos como o chumbo ou mercúrio, que podem estar presentes no peixe ou nas frutas e verduras compradas no supermercado.

A ameixa do Japão controla a glicemia no nosso corpo e ajuda a diminuir o colesterol, melhorando nosso sistema cardiovascular.

A ameixa é excelente cicatrizante e anti-inflamatória.

BENEFÍCIOS MÍSTICOS: banhos feitos com a folha da ameixa trazem bem-estar e aconchego, como o colo materno.

CULINÁRIA: a ameixa é uma fruta deliciosa, são vastos os pratos que se faz com a ameixa, como molhos para carnes, sucos, bolos e doces.

FORMAS DE USO: alimentação, chá da casca, fruta e folhas, banho, compressas em ferimentos.

DOSAGEM DE USO: chá da casca, pode usar casca de 2 ameixas, chá da fruta, deve-se usar 5 ameixas secas para esse chá, e as folhas, pode-se usar 2 colheres de sopa da folha fresca ou 1 colher da folha seca para 1 litro de água.

CONTRAINDICAÇÕES: como ela contém grande quantidade de oxalatos, não deve ser consumida por pessoas com problemas de cálculos renais.

9. ANGICO, casca

NOME CIENTÍFICO: *Anadenanthera colubrina var. cebil*

OUTROS NOMES POPULARES: angico, angico-da-mata, angico-cedro, angico-de-curtume, angico-dos-montes, angico-de-banhado, guarucaia, brincos-de-saguim, brincos-de-sauí, paricá, gurucaia, entre outros

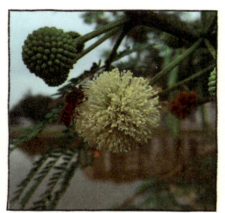

FOTO: Raul Romario - Getty Images

BENEFÍCIOS MEDICINAIS: a casca é rica em taninos, mucilagens e alcaloides, que é hemostática, depurativa, adstringente, cicatrizante e emulsificante peitoral.

Normalmente é indicada para tratar doenças do trato respiratório, como tosses e coqueluche.

Mas também trata doenças sexuais, problemas uterinos e contusões.

Combate problemas do trato intestinal, como a diarreia.

Pode fazer banhos de assento do chá da casca, para tratar gonorreia e leucorreia.

O chá da casca é indicado para tratar resfriados, gripes, catarro, faringite, inflamações pulmonares, debilidade orgânica e raquitismo, a tintura é utilizada para tratar reumatismo.

BENEFÍCIOS MÍSTICOS: os banhos feitos com a casca do angico ajudam a diluir as energias mais densas e as renovam fazendo com que nos sintamos bem, em paz e harmonia com o mundo ao redor.

CULINÁRIA: não foram encontrados registros de alimentos utilizando as folhas ou frutos do angico.

FORMAS DE USO: banhos, óleo essencial, chá, xarope e tintura.

DOSAGEM DE USO: 1 colher de sopa da raiz para 1 litro de água.

CONTRAINDICAÇÕES: o chá da casca de angico não deve ser consumido por gestantes e lactantes, nem por crianças menores de 6 anos.

10. ANIS-DOCE, fruto

NOME CIENTÍFICO: *Pimpinella anisum*
OUTROS NOMES POPULARES: erva-doce, anis, anis-verde, pimpinella, anacio, anise, anis vert

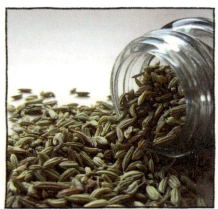

FOTO: Public Domain Pictures - Pixabay

BENEFÍCIOS MEDICINAIS: o anis-doce tem muitos nutrientes, é rico em vitamina C, potássio, manganês, ferro, ácido fólico e fibras. Ele tem propriedades calmantes, cicatrizantes, diuréticas, estimulantes, é estimulante gastrointestinal, estomático, expectorante, galactogênico, sudorífico e tônico.

É indicado para problemas de asma, bronquite, tosse crônica, cólica intestinal, espasmos, dispepsia nervosa, dor de barriga, dor de cabeça, acidez estomacal, gases, inflamação, palpitação, vômito. Ajuda na expulsão dos gases do aparelho intestinal. Estimula a diurese, aumentando a transpiração. Diminui a densidade e aumenta a fluência do muco dos pulmões.

BENEFÍCIOS MÍSTICOS: faça um banho com anis para melhorar o seu humor, ele vai ajudar a despertar a sua intuição, traz limpeza e proteção contra energias negativas.

Além disso, ele renova as energias e atrai boa sorte e abundância.

Espalhe o anis pela casa, para limpar os ambientes de energia negativas.

CULINÁRIA: é possível usar o anis-doce para dar um gosto diferenciado em doces, geleias, sobremesas e até frutas em calda.

Pode ser usado como parte de ingredientes de bolos, pães e tortas.

FORMAS DE USO: chás, banhos, tinturas, óleo essencial, amuleto.

DOSAGEM DE USO: para fazer um chá de anis-doce, use 1 colher de chá para 1 litro de água.

CONTRAINDICAÇÕES:

É contraindicado para grávidas, lactantes e crianças de até 6 anos.

Usar o óleo essencial de anis em altas doses provoca intoxicação acompanhada de tremores.

O abuso crônico provoca convulsão e confusão mental.

Também é contraindicado no caso de problemas crônicos gastrointestinais, como úlcera duodenal ou gástrica, refluxo do esôfago, colites ulcerosas, colites espasmódicas e diverticulites.

Alérgicos ao anis-doce não podem usá-lo.

11. ANIS-ESTRELADO, fruto
NOME CIENTÍFICO: *Illicium verum*
OUTROS NOMES POPULARES: anis-verdadeiro, anis-da-sibéria, badiana, badiana-de-cheiro, funcho-da-china, anise star, badiane-anis, étoilé

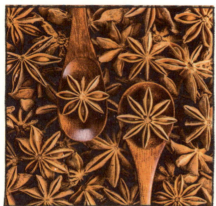
FOTO: Daria-Yakovleva - Pixabay

BENEFÍCIOS MEDICINAIS: é eupéptico e carminativo, elimina os gases intestinais, digestões difíceis, fermentação intestinal e flatulência. É eficaz contra vários tipos de vírus, incluindo o vírus do herpes.

Anis-estrelado impede a replicação viral. O ácido shikímico é o ingrediente extraído do anis-estrelado chinês para fazer a droga Tamiflu ou Oseltamivir.

Trata o vírus da gripe, o anetol extraído do anis-estrelado é um óleo essencial que é eficaz contra alguns tipos de bactérias, protege contra alguns microrganismos, pode impedir o crescimento de *Escherichia coli* e *Staphylococcus aureus*.

O anetol tem propriedades anti-inflamatórias, é tão eficaz quanto a indometacina, também é um antioxidante e combate fungos. A capacidade antifúngica do anis-estrelado é "poderosa", o extrato da planta mostrou ser uma promessa significativa como um antifúngico natural contra bactérias e fungos, como a *Candida albicans*.

Cientistas descobriram que o anis-estrelado reduziu a quantidade de desenvolvimento de câncer após a exposição a agentes cancerígenos. Eles concluíram que os benefícios do anis-estrelado para o tratamento de câncer eram promissores, mas um estudo mais aprofundado em seres humanos ainda é necessário.

O ácido shikímico é encontrado em altas concentrações no anis-estrelado, quando combinado com a quercetina, outro antioxidante, melhorou significativamente a função imunológica do corpo humano.

BENEFÍCIOS MÍSTICOS: banhos de anis-estrelado estimulam a clarividência e o poder mental, também atraem boa sorte, principalmente para procurar emprego e tentativas de novos trabalhos.

CULINÁRIA: é possível utilizá-lo de várias formas, e em pratos doces e salgados. Pode ser usado também moído. Ele é usado em produtos de panificação e sobremesas geladas, também em molhos e carnes. Seu sabor mistura-se bem às infusões, para fazer caldas.

FORMAS DE USO: chás, banhos, óleos, alimentação, tinturas, incenso.

DOSAGEM DE USO: para os chás, 1 colher de sopa de anis-estrelado para 1 litro de água.

CONTRAINDICAÇÕES: é contraindicado para pessoas com hipersensibilidade, grávidas, mulheres em fase de amamentação e crianças menores de 6 anos.

12. ARNICA, flor
NOME CIENTÍFICO: *Arnica montana*
OUTROS NOMES POPULARES: arnica do mato, arnica vulgar, arnica-do-campo, erva-lanceta

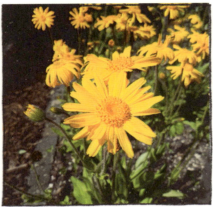
FOTO: Emer1940 - Getty Images

BENEFÍCIOS MEDICINAIS: usar extrato de arnica ou unguento reduz inflamações e dores de contusões, torções, tendões, deslocações e inchaços.

Arnica melhora a circulação do sangue e acelera o restabelecimento.

É anti-inflamatória e aumenta a reconstituição de sangramento interno.

O uso interno de arnica é restringido a dosagens homeopáticas, pois é potencialmente tóxica.

Germicida, combate inflamação muscular e dores musculares.

Forte cicatrizante contra hemorragias.

BENEFÍCIOS MÍSTICOS: a arnica tem capacidade de agir no combate às situações dolorosas, utilizada na aromaterapia.

CULINÁRIA: não é recomendado ingerir arnica.

FORMAS DE USO: pomadas, unguentos, cataplasmas e aromaterapia.

DOSAGEM DE USO: se usada para ingestão, apenas em doses homeopáticas.

CONTRAINDICAÇÕES: indivíduos sensíveis à planta, gravidez e lactação e crianças menores de 6 anos de idade.

Não se deve ingerir arnica, por ser potencialmente tóxica, exceto em preparações homeopáticas.

A tintura não deve ser aplicada pura sobre a pele, pois pode fazer queimaduras, mas sim diluída em água.

13. AROEIRA, casca
NOME CIENTÍFICO: *Schinus terebinthifolia*
OUTROS NOMES POPULARES: arrueira

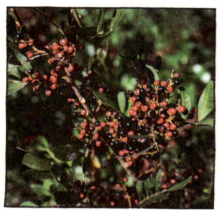

FOTO: Passion4nature - Getty Images

BENEFÍCIOS MEDICINAIS: auxilia no tratamento de inflamação vaginal, leucorreia (corrimento vaginal), como hemostático, adstringente e cicatrizante.

Também contém grande quantidade de antioxidantes em sua composição.

É diurética, anti-inflamatória, antimicrobiana e tônica, podendo ser utilizada para auxiliar no tratamento de diversas doenças, como cervicite e cervicovaginite, por meio do uso em compressas intravaginais com o extrato de aroeira.

Também pode ser usada para males como dores musculares, artrite e para desânimo.

BENEFÍCIOS MÍSTICOS: aroeira é usada na forma de banho, pois tem o propósito de curar males provenientes do corpo e restaurar a imunidade.

CULINÁRIA: o fruto da aroeira é a conhecida e cara pimenta rosa, muito utilizada em diversas receitas, principalmente como tempero de carnes.

FORMAS DE USO: chá, banhos, óleo e tintura.

DOSAGEM DE USO: de 3 a 4 pedaços da casca, para fazer 1 litro de chá.

CONTRAINDICAÇÕES: não deve ser usada por mulheres grávidas ou lactantes, nem crianças menores de 6 anos. O uso da planta não é indicado para quem tem a pele muito sensível ou quem tem problemas gastrointestinais, pois o consumo excessivo pode ter efeito purgativo, laxante e desencadear reações alérgicas na pele e nas mucosas.

14. BARBATIMÃO, casca
NOME CIENTÍFICO: *Stryphnodendron adstringens*
OUTROS NOMES POPULARES: barba-de-timão, borãozinho-roxo, casca-da-virgindade, uabatimô, abaramotemo, casca-da-mocidade, faveiro e enche-cangalha

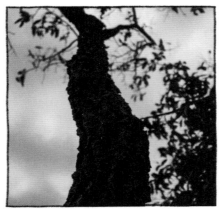

FOTO: Public Domain Pictures - Pixabay

BENEFÍCIOS MEDICINAIS: a casca é rica em taninos. Ele combate lesões e é cicatrizante e antisséptico tópico na pele e mucosas bucal e genital, combate hemorragias uterinas. É adstringente, antimicótico, hipoglicemiante e tônico.

Trata úlceras, HPV e pressão alta.

BENEFÍCIOS MÍSTICOS: pode ser usado para banho e para defumação, tem energia diluidora, renovadora e equilibradora.

CULINÁRIA: não é utilizado como especiaria na culinária.

FORMAS DE USO: chás, banhos, banho de assento, compressas, óleo e tintura.

DOSAGEM DE USO: para o chá, usar 3 colheres de sopa da casca para 1 litro de água.

CONTRAINDICAÇÕES: é contraindicado para mulheres grávidas e lactantes, crianças menores de 6 anos, pacientes com problemas graves no estômago, como úlceras ou câncer no estômago.

15. BAUNILHA, fruto
NOME CIENTÍFICO: *Vanilla planifolia*
OUTROS NOMES POPULARES: vanila

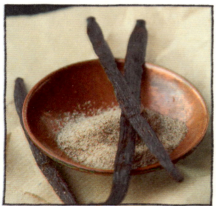
FOTO: Gate74 - Pixabay

BENEFÍCIOS MEDICINAIS: é estimulante, afrodisíaca e ajuda a provocar a menstruação.

Em homeopatia, sozinha ou em mistura com outras ervas, é empregada nas afecções nervosas e uterinas.

Trata convulsões e hipocondria.

Recomendada ainda para melancolia histérica, reumatismo crônico e nas febres de processo inflamatório.

É utilizada também em farmacopeia, para amenizar o sabor desagradável de alguns alimentos.

Combate problemas no estômago, insônia e depressão, por agir como calmante.

Tem papel muito importante no sistema nervoso. E melhora a saúde dos olhos, pele e cabelo.

BENEFÍCIOS MÍSTICOS: favorece a concentração e o amor, acalma, purifica e atrai energias e vibrações positivas.

CULINÁRIA: muito utilizada nos alimentos, é uma especiaria cara, a segunda mais onerosa do mundo, depois do açafrão verdadeiro, usada principalmente nas confecções de bolos e sobremesas.

FORMAS DE USO: chá, alimentação, defumação, banhos, incenso.

DOSAGEM DE USO: para o chá, deve-se fazer o chá de alguma outra erva, como, por exemplo, o chá preto. Depois de pronto, acrescentar 1 colher de sobremesa de extrato de baunilha para 1 litro de água.

CONTRAINDICAÇÕES: não devem utilizar mulheres grávidas ou lactantes, crianças menores de 6 anos, pacientes com alergias respiratórias, gastrite, úlceras gastroduodenais, síndrome de intestino irritado, colite ulcerosa, Doença de Crohn, hepatopatias, epilepsia, Parkinson e outras enfermidades neurológicas, hipersensibilidade ao óleo essencial de vanilla.

16. BELADONA, folha
NOME CIENTÍFICO: *Atropa belladonna L.*
OUTROS NOMES POPULARES: bela-dama, erva-envenenada

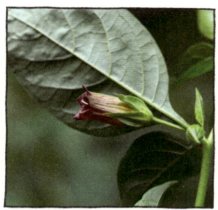

FOTO: Weisschr - Getty Images

BENEFÍCIOS MEDICINAIS: usada na homeopatia, é indicada para solucionar cólicas intestinais e biliares, para tratamentos de problemas do sistema nervoso.

Na forma de creme, é utilizada para diminuir dores musculares, contusões e dores artríticas.

Externamente usada como adstringente, anestésica, anti-inflamatória e ativadora da microcirculação.

Ela é indicada no combate de furunculoses também na forma de creme.

BENEFÍCIOS MÍSTICOS: o uso de beladona como defumação ou incenso traz limpeza ao ambiente, afastando energias e vibrações negativas.

CULINÁRIA: não se deve ingerir beladona em NENHUMA hipótese.

FORMAS DE USO: homeopatia ou creme, sempre com o acompanhamento de um médico e fitoterapeuta.

DOSAGEM DE USO: de acordo com cada caso, calculado por um médico e fitoterapeuta.

CONTRAINDICAÇÕES: é uma planta altamente tóxica. A intoxicação por atropínica é comum em crianças pequenas, pois comem os frutos da beladona, que têm coloração preta, são atraentes e de sabor doce.

Para crianças, basta a ingestão de 3 a 4 frutos para ser letal.

Também ocorre acentuada excitação e irritabilidade, que resultam em hiperatividade e aumento da temperatura corpórea e perda da sudorese. Esses efeitos são combatidos por drogas anticolinesterásicas, como a fisostigmina.

Pode ocorrer também: secura da boca, dificuldade de deglutição, dilatação pupilar e dificuldade de enxergar, taquicardia, perda da consciência, apatia, náuseas, vômitos, erupção cutânea e, principalmente, alucinações.

Também é contraindicada para cardiopatas, pessoas com Síndrome de Down, glaucoma de ângulo fechado, disfunção hepática ou renal, xerostomia, hipertensão, hipertireoidismo, miopatia obstrutiva, taquicardia, esofagite por refluxo e toxemia gravídica, e crianças com lesões cerebrais.

17. BENJOIM, casca, folha e flor
NOME CIENTÍFICO: *Styrax benzoin*
OUTROS NOMES POPULARES: benjoeiro

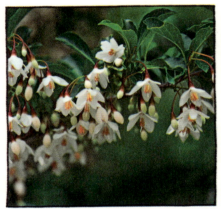

FOTO: Igaguri_1 - Getty Images

BENEFÍCIOS MEDICINAIS: tem propriedades antioxidantes, combate radicais livres, retardando o envelhecimento precoce de órgãos, pele e cabelos.

Ajuda nos problemas do sistema respiratório e laringites, é muito eficaz quando usado em inalações, para tratar resfriados, tosse e bronquites.

Também é muito eficiente no tratamento de problemas de dores nas juntas, como artrite reumatoide e gota, também estimula a circulação.

É indicado para transtornos que desequilibram a energia, também contra a ansiedade e estresse.

Usado também nas rachaduras da pele, lesões, erupções e pele irritada.

Se feito como creme, pode ser usado para fechar fissuras dos mamilos de mulheres lactantes.

BENEFÍCIOS MÍSTICOS: o banho e defumação com benjoim atraem bons negócios e limpam o ambiente de energias e vibrações negativas, além de afastar os maus espíritos.

CULINÁRIA: não foram encontradas informações sobre o uso de benjoim para alimentação, nem a casca, nem folhas, nem flores.

FORMAS DE USO: tintura, óleo, sabonete, defumador, incenso, inalação.

DOSAGEM DE USO: pode-se usar 10 gotas da tintura para fazer xarope com açúcar queimado, para combater dores de garganta e inflamações dos brônquios e para fazer cremes e sabonetes.

Já para fazer a inalação, pode-se pingar 10 gotas do óleo em uma bacia com água quente, para inalar com finalidade expectorante.

CONTRAINDICAÇÕES: pode ocasionar sensibilidade da pele e dermatite de contato em quem tem alergia de suas propriedades.

O uso em excesso pode causar sonolência.

18. BOLDO, folha
NOME CIENTÍFICO: *Peumus boldus*
OUTROS NOMES POPULARES: falso boldo, boldo-do-reino, malva-santa, boldo nacional, sete dores

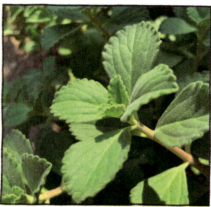

FOTO: Carla Azevedo - Getty Images

BENEFÍCIOS MEDICINAIS: o boldo trata problemas digestivos e hepáticos, ou seja, estimula o funcionamento do fígado, tem propriedades que diminuem efeitos como dores de cabeça e mal-estar, auxilia no tratamento de problemas da vesícula, melhora a digestão, auxilia no tratamento da gastrite, pois diminui e regula a acidez do estômago, assim consegue acabar com a azia.

Alivia os sintomas da intolerância alimentar, já que é anti-inflamatório e antiespasmódico, alivia as cólicas intestinais e os gases em excesso. Além disso, melhora o funcionamento do intestino, pois trata a prisão de ventre.

Elimina fungos e bactérias, mais especificamente as bactérias que causam infecção de garganta ou erisipela, e as que causam infecções pulmonares, de pele e ósseas.

O boldo também melhora a ressaca, causada pela ingestão excessiva de bebida alcoólica, e tem efeito calmante.

BENEFÍCIOS MÍSTICOS: o banho de boldo serve para quem sente que precisa de uma forte limpeza espiritual ou descarrego – quando a pessoa está se sentindo "salgada", cansada e sem vontade. Esse banho deve ser preparado em água fria e despejado da cabeça aos pés. Dessa forma, o banho de boldo abre caminhos e traz proteção.

CULINÁRIA: as folhas do boldo são usadas apenas para chás, não são utilizadas para alimentação.

FORMAS DE USO: chás, suco com limão, tinturas, óleo, banhos e defumação.

DOSAGEM DE USO: o chá deve ser feito com 2 colheres de sopa da erva.

CONTRAINDICAÇÕES:

Jamais passe das doses recomendadas. O óleo essencial, devido a seu conteúdo em ascaridol, não deve ser empregado por via interna, pois pode provocar vômitos e diarreia; doses mais elevadas podem produzir um efeito narcótico ou convulsionante. Não usar como anti-helmíntico em crianças para tratamento de litíase biliar sem supervisão médica. Não deve ser utilizado por mulheres grávidas ou lactantes, pode provocar hemorragias internas.

19. CALÊNDULA, flor
NOME CIENTÍFICO: *Calendula officinalis*
OUTROS NOMES POPULARES: bem-me-quer, calêndula, calêndula-hortense, malmequer, maravilha dos jardins

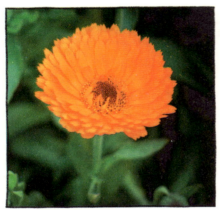

FOTO: BasieB - Getty Images Signature

BENEFÍCIOS MEDICINAIS: a calêndula tem diversas propriedades, porém as mais importantes são aquelas de ação anti-inflamatória, antiviral e antifúngica.

Alivia os sintomas da TPM e regula o ciclo menstrual.

Possui efeito calmante, ajuda a amenizar alergias.

Muito utilizada para problemas de pele, principalmente queimaduras e inflamações, além de acelerar a cicatrização de feridas como acnes, abscessos, feridas infectadas, dermatites, queimaduras e mucosas como gengivas, aftas, candidíase e herpes.

Auxilia nos problemas ligados ao diabetes, pois regula os níveis de açúcar no sangue.

Como é antioxidante, fortalece o sistema imune, combatendo os radicais livres.

Também ajuda a desinflamar hemorroidas, com a utilização de banhos de assento.

BENEFÍCIOS MÍSTICOS: para banho, é usada para estimular a energia em pessoas com apatia. Ela tem a força da explosão do sol. Banho preparado de calêndula e outras ervas aumenta a permanência da vibração do preparo para novos desafios.

CULINÁRIA: podemos comer as flores de calêndula. Elas têm sabor ligeiramente amargo a doce, uma cor muito viva e um aroma leve. Podem ser usadas em saladas.

Também são utilizadas de diversas formas. Além de chás, são usadas para fazer pão, manteigas, sopas, entre outras formas. Essas flores, quando cozidas, normalmente conservam a sua cor e deixam os pratos muito bonitos.

FORMAS DE USO: chás, banhos, óleo, tintura, pomada, alimento, defumação e incenso.

DOSAGEM DE USO: no caso do chá, é necessário utilizar 2 colheres de flores para 500ml de água.

CONTRAINDICAÇÕES: o uso interno pode ser abortivo em doses elevadas. Não usar durante a gestação e lactação; não pode ser ministrado para crianças menores de 6 anos.

20. CAMOMILA, flor
NOME CIENTÍFICO: *Matricaria chamomilla*
OUTROS NOMES POPULARES: camomila-vulgar, camomila-alemã, camomilha ou camomila-dos-alemães

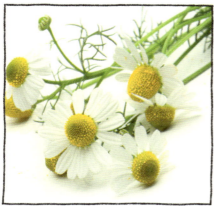

FOTO: Sofiaworld - Getty Images

BENEFÍCIOS MEDICINAIS: a camomila é rica em princípios ativos, como óleos essenciais (bisabolol), camazuleno, matricina, flavonoides (apigenina), cumarinas (herniarina), mucilagens e ácidos orgânicos. Isso significa que ela é antiespasmódica, antisséptica, antialérgica, anti-inflamatória, calmante, carminativa, cicatrizante, emoliente e refrescante.

Sendo assim, protege contra a úlcera péptica, alivia a síndrome do intestino irritável, indigestão e as cólicas.

Além disso, age como um tranquilizante suave e natural. Também ajuda a prevenir espasmos musculares e relaxa os músculos lisos que revestem órgãos internos, como o estômago e o útero.

É uma excelente opção para aliviar indisposições gástricas e cólicas menstruais.

É fortemente cicatrizante, e pode ser utilizada para curar feridas de forma mais rápida e eficaz, não só externamente, mas internamente também, como cortes na mucosa da boca.

BENEFÍCIOS MÍSTICOS: banho de camomila ajuda a relaxar e traz bem-estar e harmonia para a pessoa junto às pessoas com quem se relaciona, além de trazer uma excelente noite, espantando a insônia.

Para defumações e incensos, ajuda a acalmar pela aromaterapia, e leva harmonia aos locais onde é colocado o aroma.

O escalda-pés com camomila diminui as dores de um dia inteiro em pé, além de acelerar cicatrização de pequenos machucados causados por sapatos apertados.

Tenha a camomila em vasos nos ambientes que precisem manter a energia positiva, harmonia e bem-estar.

CULINÁRIA: muito utilizada em sucos de frutas, e para aromatizar bolos. O bolo de camomila com uma boa xícara de chá de erva-doce pode render boas horas sem estresse e sem ansiedade.

FORMAS DE USO: chá, banhos, escalda-pés, sucos, amuleto, incenso, defumação, cataplasma, pomadas, tintura e óleo.

DOSAGEM DE USO: para o chá, deve-se usar 3 colheres de sopa da camomila para 500ml de água.

CONTRAINDICAÇÕES: o único real inconveniente da camomila é em caso de hipersensibilidade ou alergia à planta. Mulheres grávidas e lactantes podem utilizar o chá, mas em pequenas quantidades, e sempre com o aceite do médico, pois a camomila pode causar contrações prematuras. O uso em crianças deve respeitar as doses recomendadas pelo pediatra. Além de um certo limiar, a camomila pode conseguir exatamente um efeito oposto e fazer com que a criança fique nervosa e tenha dificuldades para adormecer, além de provocar náuseas, vômito e diarreia.

21. CANELA-DA-CHINA, casca
NOME CIENTÍFICO: *Cinnamomum cassia*
OUTROS NOMES POPULARES: canela-aromática, canela-chinesa, cássia, cássia-chinesa

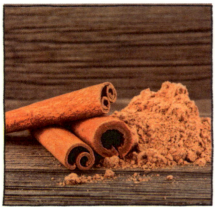

FOTO: WZann - Getty Images

BENEFÍCIOS MEDICINAIS: seu uso é principalmente indicado para problemas de circulação e erupções na pele.

Usada por pessoas que querem emagrecer, devido à sua ação termogênica. É diurética, estimulante da circulação, sudorífica e laxante. Atua como um *detox* no nosso corpo.

Para alguns, a canela-da-china funciona no combate ao diabetes, ocorre que a casca pode reduzir o açúcar no sangue quando a pessoa ainda está em jejum.

BENEFÍCIOS MÍSTICOS: banho de canela atrai prosperidade, bons relacionamentos e boa sorte, porém não se deve tomar banho de canela sozinha, pode ser unida com cravo e manjericão, ou cravo e louro, que fortalecem ainda essa energia e acrescentam a proteção contra energias negativas.

Soprar canela da porta para dentro no primeiro dia do mês atrai prosperidade para a casa, pois sua energia atrai clientes para quem a sopra.

Ter canela em pau espalhada pela casa atrai harmonia nas relações entre seus moradores, mas deve ser trocada constantemente.

CULINÁRIA: a canela é largamente utilizada, pois seu sabor e aroma trazem uma sensação de alegria, euforia e bem-estar.

Usada em bolos, doces, frutas e até como tempero para molhos para carnes.

FORMAS DE USO: chá, banhos, escalda-pés, tinturas, óleo, amuleto, incenso, defumação e alimentação.

DOSAGEM DE USO: para o chá, usar 6 cascas de canela para 500ml de água.

CONTRAINDICAÇÕES: para pessoas que têm alergia às propriedades da canela, ela pode provocar irritação de pele e mucosas, pelo óleo essencial.

O uso em grandes quantidades pode aumentar a pressão arterial, taquicardia, insônia e diarreia.

Mulheres grávidas e lactantes não devem usar a canela, bem como crianças menores de 6 anos.

22. CANELA-DO-CEILÃO, casca
NOME CIENTÍFICO: *Cinnamomum verum*
OUTROS NOMES POPULARES: canela da índia

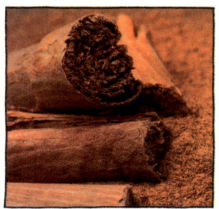

FOTO: Antonio Gravate - Canva Pro

BENEFÍCIOS MEDICINAIS: usada no tratamento de dispepsias, espasmos, flatulência, perda de apetite, dores abdominais e amenorreia. Também trata artrite, incontinência urinária, cólica, diarreia, disenteria, dismenorreia, dor de cabeça, gases intestinais, gripe, indigestão, infecção fungosa, náuseas, pé-de-atleta, resfriados, tosse, vício de cigarro, vômitos. Seus princípios ativos são afrodisíacos, antibacterianos, antifúngicos, carminativos, diuréticos, tônicos digestivos.

A canela-do-ceilão é usada na medicina alternativa para melhorar a circulação. Quando consumida por longos períodos, deixa a pele mais rosada e bonita. Também ajuda a retirar a umidade no corpo.

Pode ser usada por pessoas que estão sempre com frio, que possuem um sistema circulatório mais fraco.

Pessoas que fumam muitos cigarros podem inalar a canela do ceilão, pois o cheiro dela ajuda a diminuir a vontade de fumar.

É usada como condimento de pasta de dentes, para deixar um gosto mais refrescante.

Lavar o corpo com sabonete de canela-do-ceilão previne e cura infecções fungosas como o pé-de-atleta. Também pode ser usada como óleo de massagem.

BENEFÍCIOS MÍSTICOS:

O banho ou defumação com a canela-do-ceilão abre caminhos, traz energias positivas que atraem amor, cura e energiza. É boa para as finanças, traz dinheiro, negócios, saúde, sucesso, proteção, prosperidade, limpeza, e dissolve a negatividade.

CULINÁRIA: da mesma forma que a canela comum, a canela-do-ceilão pode ser utilizada em diversas receitas, como especiaria para bolos, tortas e outros doces.

FORMAS DE USO: chá, pó, defumação, tintura, óleo, incenso e banhos.

DOSAGEM DE USO: para fazer o chá, use 3 canelas-do-ceilão em pau para 500ml de água.

CONTRAINDICAÇÕES: não deve ser usada por mulheres grávidas e lactantes, nem crianças menores de 6 anos, também não deve ser usada por pessoas com alergia a qualquer uma das propriedades da canela.

23. CAPIM-LIMÃO, folha

NOME CIENTÍFICO: *Cymbopogon citratus*

OUTROS NOMES POPULARES: capim-cidreira, capim-cidró, capim-limão, erva-cidreira, capim-de-cheiro e capim-santo

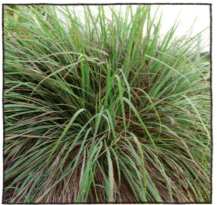

FOTO: Katueng - Getty Images

BENEFÍCIOS MEDICINAIS: seus princípios ativos são sedativos, bactericidas, analgésicos, antivirais, anti-inflamatórios, diuréticos e ainda aumentam as defesas imunológicas do organismo, agindo também como repelente de insetos.

Remédio poderoso para insônia, o chá diminui a ansiedade, traz paz, calma e tranquilidade.

Ajuda também no trato das dores de cabeça e enxaqueca.

Pode ser usado como emplastro nas articulações e músculos, alivia as dores de artrite e espasmos musculares e cãibras.

Com o óleo, podemos fazer massagens para tirar dor das costas ou reumáticas.

BENEFÍCIOS MÍSTICOS:

Coloque algumas folhas frescas embaixo do travesseiro para impedir pesadelos.

Serve como amuleto para atrair harmonia.

Dê a erva à pessoa com quem você queira estabelecer um laço de amizade com harmonia. Ajuda contra obsessões mentais.

CULINÁRIA: além de ser um chá delicioso, existem várias receitas onde o capim-limão é empregado, são diversos doces que utilizam o capim-santo, ou capim-limão, como pudins, bolos e outras delícias.

FORMAS DE USO: amuleto, chá, sucos, alimento, emplastro, óleo, tintura e escalda-pés.

DOSAGEM DE USO: para o chá, pode-se colocar 2 colheres de sopa da erva picada para 500ml de água.

CONTRAINDICAÇÕES: o capim-limão não tem contraindicações, a não ser pessoas que tenham alergia a algum princípio ativo da planta.

24. CARDAMOMO, semente
NOME CIENTÍFICO: *Elettaria cardamomum*
OUTROS NOMES POPULARES: cardamomo-do-ceilão, pacová

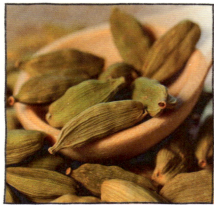

FOTO: Zheka-Boss - Getty Images

BENEFÍCIOS MEDICINAIS: o cardamomo é rico em fibras alimentares e carboidratos, possui as vitaminas A, B e C, e os minerais magnésio, ferro, cálcio, potássio e sódio. Quando consumido em bebidas quentes, ajuda a expectorar o catarro, auxiliando em casos de bronquite, asma, gripe, resfriado e tosse. O chá de cardamomo com mel alivia dores de cabeça.

Também aumenta a produção de saliva, o que auxilia na digestão dos alimentos. Seus óleos ajudam na prevenção de gases e inchaço abdominal.

Ele tem propriedade antibacterianas e atua contra a Helicobacter Pylori, bactéria causadora das úlceras estomacais, ajuda a diminuir problemas como gastrite, acidez no estômago e hemorroidas. Além disso, também ajuda na manutenção da saúde bucal e previne dores de dentes, e ajuda a manter o esmalte nos dentes. Possui eucaliptol, cânfora e borneol, que aumentam a circulação sanguínea corporal, podendo ajudar a combater a perda da libido e disfunção erétil.

Suas fibras e o potássio ajudam a manter o equilíbrio da pressão arterial.

Como é rico em fotoquímicos, o cardamomo ajuda na prevenção dos cânceres de mama, ovário e próstata, e suas propriedades antioxidantes combatem os radicais livres, prevenindo o envelhecimento da pele, unhas e cabelos.

É um excelente antidepressivo, auxilia em casos de estresse e mau humor, e ainda ajuda no emagrecimento, pois tem efeito diurético e laxante.

Mastigar algumas sementes de cardamomo previne o mau hálito.

BENEFÍCIOS MÍSTICOS: o incenso de cardamomo traz sensação de tranquilidade e bem-estar. Os banhos feitos das sementes do cardamomo são usados para atrair a pessoa amada ou para ter amor.

CULINÁRIA: o cardamomo pode ser utilizado em doces, como pudins e geleias. Também, em pratos salgados.

A melhor maneira de trabalhar com cardamomo é abrir as vagens na hora de usar, retirar os grãos e moer/amassar. Não se come a casca.

FORMAS DE USO: chá, banhos, incenso, tintura, óleo e alimentos.

DOSAGEM DE USO: para o chá de cardamomo, use 6 sementes esmagadas para 500ml de água.

CONTRAINDICAÇÕES: mulheres grávidas ou lactantes não devem usar o cardamomo, crianças com menos de 6 anos também não. E seu uso em excesso pode causar náuseas e vômito.

25. CARQUEJA, caule alado
NOME CIENTÍFICO: *Baccharis trimera*
OUTROS NOMES POPULARES: carqueja-do-mato, bacárida, bacórida, cacália, condamina, quinade-condamine, carqueja-amarga, bacanta, carque, cacáia-amarga

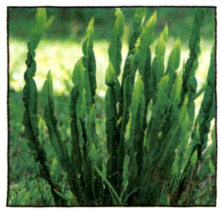
FOTO: Alex Unarace - Getty Images

BENEFÍCIOS MEDICINAIS: a carqueja ajuda pessoas com diabetes porque, ao tomar o chá dela, ou a tintura, reduzirá a absorção de carboidratos consumidos na alimentação. Além disso, é rica em ferro, silício, flavonoides, sapominas e óleos essenciais, que garantem mais resistência ao sistema imunológico. Ela tem propriedades antioxidantes, depurativas, anti-inflamatórias e hipoglicemiantes.

Usada para tratar dor, gastrite, indigestão, inchaço, retenção de água e constipação. Também é utilizada para proteger o fígado, prevenir úlceras, purificar o sangue, ajudar na digestão e reduzir a febre.

BENEFÍCIOS MÍSTICOS: a carqueja é utilizada em banhos de proteção, pois purifica nossos sentimentos, pensamentos e emoções passadas, nos trazendo boas energias para viver o tempo no presente.

CULINÁRIA: é usada apenas para consumo de chás.

FORMAS DE USO: chás, banhos, tinturas e óleo.

DOSAGEM DE USO: para fazer o chá, use 2 colheres de sopa da erva para 500ml de água.

CONTRAINDICAÇÕES: o consumo da carqueja por hipertensos e diabéticos deve-se dar apenas após recomendação médica. Também é contraindicada para mulheres grávidas, pois pode provocar aborto, e lactantes, pois pode passar para o leite materno e, consequentemente, para o bebê. Crianças menores de 6 anos também não devem tomar o chá de carqueja.

26. CÁSCARA SAGRADA, casca
NOME CIENTÍFICO: *Rhamnus persiana*
OUTROS NOMES POPULARES: cascara

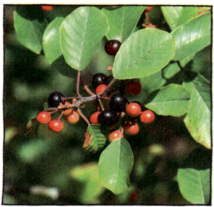

FOTO: Craig Chanowski - Getty Images

BENEFÍCIOS MEDICINAIS: controla o colesterol, ajuda a saúde do fígado com uma ação desintoxicante, melhora a prisão de ventre, tem antioxidantes, então previne o câncer, ajuda a emagrecer, pois tem propriedades que ajudam o corpo a não absorver gordura, cura infecções causadas por parasitas e ajuda a diminuir hemorragias menstruais.

BENEFÍCIOS MÍSTICOS: banho com cáscara sagrada devolve a quem enviou energias negativas.

CULINÁRIA: não é aconselhável comer folhas de cáscara sagrada, por seu efeito laxativo.

FORMAS DE USO: chá, banhos, defumação e tintura.

DOSAGEM DE USO: para fazer o chá de ervas fresca, use 2 colheres da folha e casca para 1 litro de água.

CONTRAINDICAÇÕES: não deve ser usada por mulheres grávidas, pois pode ser abortiva, também não deve ser usada por lactantes, nem crianças menores de 6 anos de idade. Também não deve ser utilizada por pessoas com desidratação, ou com constantes dores abdominais, sem ter um aval do médico.

27. CASTANHA-DA-ÍNDIA, semente
NOME CIENTÍFICO: *Aesculus hippocastanum*
OUTROS NOMES POPULARES: castanheiro-da-índia

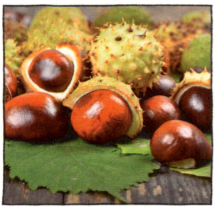

FOTO: Homebuilder555 - Canva Pro

BENEFÍCIOS MEDICINAIS: o uso dessa castanha resolve problemas relacionados à má circulação de sangue, como varizes, inchaço por má circulação, úlceras varicosas, cólicas menstruais, hemorroidas.

Também funciona para resolver questões dermatológicas, como dermatite, eczema e inflamações gerais na pele. Além de anti-inflamatória, é vermífuga, vasoconstritora e vasoprotetora, ajuda a resolver problemas de artrite e reumatismo, diminuindo as dores e inchaços que dão a sensação de pernas pesadas ou dor nas pernas.

Por ser oleaginosa e conter muitas fibras e proteínas, ajuda a dar saciedade, também tem ação laxante e diurética, melhora o funcionamento do metabolismo.
BENEFÍCIOS MÍSTICOS: a castanha-da-índia tem a energia de limpeza, sua presença ajuda a revelar respostas que antes tinham dificuldades em se mostrar.

CULINÁRIA: não se deve comer a castanha-da-índia, pois em quantidades maiores que o permitido se torna tóxica.

FORMAS DE USO: chá, cápsulas, tintura em pó, banhos de assento e amuleto.

DOSAGEM DE USO: para o chá, você deve usar 1 colher de sopa de semente seca, para cada 250ml de água. No máximo, 3 vezes por dia, por até 15 dias. Se quiser usar mais tempo, dê 15 dias sem tomar para voltar a fazer o tratamento.

CONTRAINDICAÇÕES: mulheres grávidas, lactantes e crianças menores de 6 anos não devem usar. Também pessoas que tenham alergias aos componentes da castanha e pessoas com problemas renais não devem usar essa semente. Não utilize mais do que o recomendado pelo SUS.

28. CENTELLA, folha
NOME CIENTÍFICO: *Centella asiática*
OUTROS NOMES POPULARES: centela, gotu kola, antanan, pegaga, brahmi

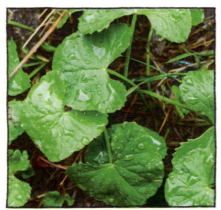

FOTO: Mansum008 - Getty Images

BENEFÍCIOS MEDICINAIS: rica em vitaminas A, C e vitaminas do Complexo B, glicosídeos triterpenos, alcaloides, taninos, betacaroteno, óleos essenciais, magnésio, aspartato, glutamato, serina, lisina e histidina. As folhas da centella são excelentes cicatrizantes e anti-inflamatórias, potencializam a cicatrização de feridas e queimaduras.

A centella tem muito nutrientes que ajudam a aumentar a produção de colágeno, o que ajuda a dar aquela firmeza na pele. Como é anti-inflamatória e atua na pele, ajuda a diminuir a celulite do corpo. É diurética e reduz o inchaço, o que ajuda no emagrecimento. É antioxidante, combate os radicais livres, prevenindo e suavizando as rugas e linhas de expressão.

Além disso, tem uma ação sedativa leve, ajuda a controlar a ansiedade e melhora o sono, acabando com a insônia.

Também trabalha no sistema circulatório, melhorando a circulação sanguínea nos vasos e diminuindo o inchaço e dores nas pernas. Pode ser usada para redução de dores da artrite reumatoide e dores da tendinite, aumentando a força de recuperação dos tendões. Ainda na circulação, ajuda a melhorar hemorroidas, se for usada como banho de assento, e varizes, se usada como compressa.

Ajuda na desintoxicação dos corpos de humanos e animais de metais pesados, como alumínio.

Aumenta a concentração e ajuda a melhorar a memorização.

Melhora os sintomas de pessoas com síndrome pré-menstrual.

BENEFÍCIOS MÍSTICOS: acredita-se que a centella melhora o movimento de energia entre os dois hemisférios do cérebro. Ela equilibra as energias, trazendo boas vibrações a quem a usa.

CULINÁRIA: além do chá e suco, as folhas novas podem ser usadas como saladas.

FORMAS DE USO: chá, sucos, saladas, tinturas, cápsulas, emplastros, compressas e banhos de assento.

DOSAGEM DE USO: o chá da erva fresca deve ser feito com 2 colheres da erva picada para 500ml da água.

CONTRAINDICAÇÕES: mulheres grávidas, lactantes e crianças menores de 6 anos não devem usá-la. Além disso, pessoas com problemas renais e gastrointestinais devem usá-la com cautela.

29. CHAMBÁ, folha
NOME CIENTÍFICO: *Justicia pectoralis*
OUTROS NOMES POPULARES: canelinha, anador, trevo-do-pará, trevo-cumaru

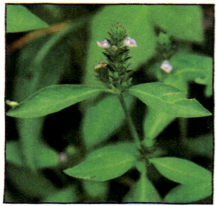

FOTO: JokoHarismoyo - Getty Images

BENEFÍCIOS MEDICINAIS: rica em glicosídeo cumarínico, flavonoides, alcaloides indólicos, lignanos, umbeliferona, betaína, caroteno, vitamina C, aminoácidos e oligoelementos, como manganês, níquel, escândio, vanádio. Muito potente no tratamento de problemas das vias aéreas, como asma, bronquite, tosse, febre e dor.

Fortalece a nossa imunidade.

Protege o coração contra a formação de coágulos, ajudando assim a prevenir doenças como AVC e trombose.

Auxilia no tratamento de depressão e ansiedade, melhora o sono, alivia o estresse e é ótimo no tratamento de enxaquecas.

BENEFÍCIOS MÍSTICOS: considerada pelos indígenas uma erva muito potente e afrodisíaca, também é usada nos rituais para o uso do rapé.

CULINÁRIA: não deve ser usada na alimentação.

FORMAS DE USO: chá, pomada, tintura, xarope e cápsulas.

DOSAGEM DE USO: 2 colheres de sopa da erva picada para 500ml de água, tomar 3 vezes por dia.

CONTRAINDICAÇÕES: gestantes, lactantes, crianças menores de um ano e pessoas alérgicas aos componentes da chambá.

30. CHAPÉU-DE-COURO, folha

NOME CIENTÍFICO: *Echinodorus grandiflorus*
OUTROS NOMES POPULARES: aguapé, chá-do-brejo, chá-mineiro, chá-de-campanha, erva-do-brejo, congonha-do-brejo, erva-do-pântano, cucharero

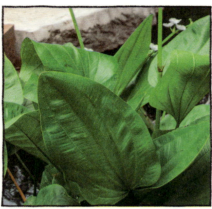

FOTO: Superfroyd - Getty Images

BENEFÍCIOS MEDICINAIS: rico em óleo essencial, sais minerais, tanino, iodo, saponinas, flavonoides, triterpenos, alcaloides, holosídeos e heterosídeos cardiotônicos. É um diurético leve, ajuda a baixar a pressão, diminui o inchaço, ajuda na melhora das dores de artrite, reumatismo e a arteriosclerose.

Previne e trata doenças do sistema urinário, como litíase e nefrite, diminuindo as dores. Trata de feridas, ajudando na cicatrização mais rápida e desinflamando o local machucado. Trata doenças e infecções de pele, quando utilizado na forma de emplastros ou como compressas.

Também ajuda na melhora de problemas de rins, estômago e fígado.

Melhora nossa imunidade, ajuda a melhorar gota e inflamação da garganta.

BENEFÍCIOS MÍSTICOS: o banho feito com essa erva paralisa energias negativas que prejudicam a saúde, é calmante, equilibra as energias, dá mais paciência e harmoniza o que estiver em volta, ou seja, pessoas, bichos e/ou lugares.

CULINÁRIA: com exceção do chá, essa erva não é utilizada para alimentação.

FORMAS DE USO: chá, tintura, extrato, óleo essencial, banho, pomada, emplastro, compressa, gargarejo e xarope.

DOSAGEM DE USO: 2 colheres de sopa da erva fresca para 1 litro de água, tomar 1 xícara 3 vezes ao dia.

CONTRAINDICAÇÕES: grávidas, lactantes e crianças menores de 1 ano não devem usar essa erva. Também não devem consumir o chá pessoas com insuficiência cardíaca e renal.

31. COENTRO, folha e fruto
NOME CIENTÍFICO: *Coriandrum sativum*
OUTROS NOMES POPULARES: coriandro, erva-percevejo, salsa-chinesa, cilandro, culantro

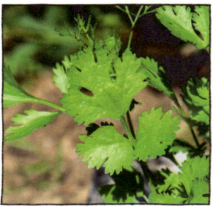

FOTO: Daoleduc - Getty Images

BENEFÍCIOS MEDICINAIS: rico em vitamina C e vitamina K, cálcio, potássio, magnésio, ferro, manganês, tem muito pouco sódio.

Previne a retenção hídrica, diminuindo o inchaço, pois é diurético, também ajuda a baixar a pressão arterial. É antioxidante, ajuda na prevenção de doenças degenerativas, cardiovasculares e câncer, já que combate os radicais livres.

Previne doenças ligadas à visão, como degeneração de partes importantes que podem levar à cegueira ou à baixa qualidade de visão.

Os ossos também são beneficiados com o consumo de chá de coentro, assim como o aumento de nossa imunidade.

BENEFÍCIOS MÍSTICOS: o banho feito com coentro afasta as vibrações negativas e atrai paz, amor, proteção e prosperidade.

CULINÁRIA: coentro é um tempero muito utilizado em diversos pratos, principalmente em receitas com aves, pescados, feijão e arroz.

FORMAS DE USO: chá, banho, tintura e tempero.

DOSAGEM DE USO: para fazer o chá, 2 colheres de sopa de coentro fresco picado para 500ml da água.

CONTRAINDICAÇÕES: gestantes, lactantes e crianças de até 2 anos não devem usar o chá de coentro.

32. CRATAEGO, folha e flor
NOME CIENTÍFICO: *Crataegus oxyacantha*
OUTROS NOMES POPULARES: espinheiro-branco, espinheiro-alva

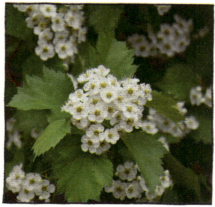

FOTO: VIDOK - Getty Images Signature

BENEFÍCIOS MEDICINAIS: excelente fonte de flavonoides, proantocianidinas oligoméricas, saponinas e ácidos fenólicos.

É antioxidante, combate os radicais livres, ajuda a prevenir o envelhecimento da pele, cabelos e unhas e melhora a saúde do coração.

Equilibra a pressão arterial e diminui o colesterol ruim.

Estudos mostram que pode ser utilizado como protetor gástrico.

BENEFÍCIOS MÍSTICOS: o banho de espinheiro-branco (alva) com arruda é um poderoso limpador de energias negativas do nosso corpo e alma. Sua limpeza é profunda e chega até nosso corpo sutil.

CULINÁRIA: as folhas jovens podem ser usadas em saladas, as flores são comestíveis e podem ser usadas em saladas ou doces, as frutas são consumidas largamente na Inglaterra, América do Norte, Canadá, China e Oriente Médio. Elas têm gosto de maçã madura e possuem o formato de um pêssego, mas de cor vermelha, amarela ou mais escura, quase preta.

FORMAS DE USO: chá, extrato, tintura, banho e alimentação.

DOSAGEM DE USO: 1 colher de sopa da erva seca picada para 500ml de água.

CONTRAINDICAÇÕES: contraindicado para grávidas, lactantes e crianças menores de 6 anos, alérgicos a espinheiro-branco e seus componentes, e também não se deve fazer um tratamento mais longo que 16 semanas corridas, devendo para isso se fazer uma pausa de 30 dias para voltar ao seu uso por mais 16 semanas, e assim por diante.

33. CRAVO-DA-ÍNDIA, botão floral
NOME CIENTÍFICO: *Syzygium aromaticum*
OUTROS NOMES POPULARES: cravinho, cravo-das-moluscas, cravo-de-cabecinha, cravo-de-tempero, cravo fétido, cravo aromático, cravo girófle

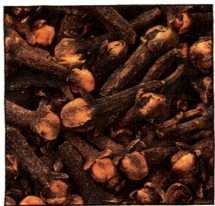

FOTO: Manu_Bahuguna - Getty Images

BENEFÍCIOS MEDICINAIS: fonte de vitamina A, vitamina E, betacaroteno, fibra e manganês, óleos essenciais. Alivia dores, relaxando os músculos e servindo como analgésico. Acaba com infecções causadas por micróbios e fungos, melhorando inclusive o mau hálito.

Previne o câncer por ser antioxidante, impedindo o envelhecimento precoce dos tecidos do corpo e dos órgãos.

O cravo-da-índia é afrodisíaco e aumenta o apetite sexual.

Excelente cicatrizante; use o óleo para diminuir a chance de infecções e irritações nas feridas e fissuras anais.

Excelente inseticida; espete alguns cravinhos em meio limão, o aroma do seu óleo espantará todos os mosquitos, já que seu aroma não os agrada.

Melhora o sistema digestivo, auxiliando a digestão quando comemos alimentos pesados, como feijão, pimentão, pepinos, entre outros.

BENEFÍCIOS MÍSTICOS: muito utilizado na aromaterapia, como erva fitoenergética, pois seu aroma tem a energia necessária para acabar com a tristeza e melancolia, acaba com a fadiga, nos deixando mais "vivos".

O banho com cravo combate a inveja, mau-olhado, afasta as energias negativas e atrai energias positivas para as áreas profissional e afetiva.

CULINÁRIA: na culinária, é uma especiaria muito utilizada, nas mais diversas receitas de salgados e doces no mundo inteiro.

FORMAS DE USO: chá, banho, escalda-pés, óleo essencial, extrato, tintura, pó, pomadas, compressas, emplastros, defumador e incenso natural.

DOSAGEM DE USO: para fazer o chá, use 10 gramas de cravos para 1 litro de água; tome, no máximo, 3 xícaras por dia.

CONTRAINDICAÇÕES: gestantes não podem utilizá-lo pois causa contrações no útero. Também é contraindicado a pessoas que são alérgicas a cravo ou a seus componentes.

34. CÚRCUMA, rizoma
NOME CIENTÍFICO: *Curcuma longa*
OUTROS NOMES POPULARES: açafrão-da-terra

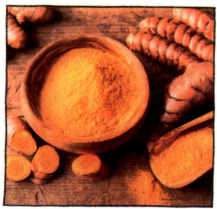

FOTO: Egal - Getty Images Pro

BENEFÍCIOS MEDICINAIS: rica em fibra, proteínas, niacina, vitaminas C, E, K, sódio, potássio, cálcio, cobre, ferro, magnésio e zinco. A cúrcuma é utilizada há mais de 6 mil anos pela medicina indiana, e é recomendada para diversos problemas de saúde. É indicada para problemas respiratórios, ajudando a curar resfriados e sinusites, diminui a febre e previne crises de asma.

Aumenta a imunidade e, assim, combate as infecções bacterianas.

Melhora problemas de alterações no fígado, como lesões e gordura no fígado.

Previne e diminui a quantidade de açúcar no sangue, melhorando o diabetes, mas se tomada em grande quantidade pode causar hipoglicemia.

Auxilia no tratamento de lesões, do tecido muscular, relaxando e diminuindo as dores, e serve para dores de artrite e reumatismo.

Ajuda na perda de peso, funciona como um termogênico.

Equilibra os níveis de colesterol, baixando o colesterol ruim.

É antioxidante, combate os radicais livres, melhorando a pele contra acne, eczema e psoríase, prevenindo alguns tipos de câncer, combatendo o envelhecimento precoce dos tecidos do corpo, assim como doenças degenerativas, como Alzheimer e Parkinson.

Melhora a fadiga e ajuda pessoas com ansiedade, pois é um sedativo.

BENEFÍCIOS MÍSTICOS: nos banhos energéticos, é utilizada a folha da cúrcuma, e é considerada folha morna ou equilibradora, assim, ela faz o trabalho de limpar e energizar a pessoa e o local onde é espalhado o banho.

CULINÁRIA: especiaria amplamente utilizada como condimento na culinária de diversos pratos, principalmente para carnes e aves, inclusive para dar mais cor e aroma aos alimentos, é mais utilizada na culinária indiana.

FORMAS DE USO: chá, tintura, extrato, óleo essencial, banho, defumador, incenso natural.

DOSAGEM DE USO: para o chá, deve-se picar a cúrcuma ou usar em pó, o tanto de 2 colheres de café para 500ml de água. E tomar 2 xícaras por dia.

CONTRAINDICAÇÕES: grávidas, lactantes e crianças menores de 6 anos não devem utilizar, assim como pessoas com alergia aos componentes da cúrcuma, pessoas com distúrbios gástricos ou hemorrágicos.

35. ENDRO, fruto
NOME CIENTÍFICO: *Anethum graveolens*
OUTROS NOMES POPULARES: anega, aneto, dill, funcho-bastardo

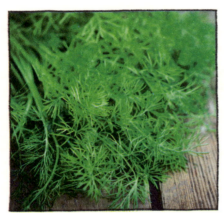
FOTO: Ehaurylik - Getty Images Pro

BENEFÍCIOS MEDICINAIS: fonte de ferro, cálcio, manganês e magnésio, fibras, vitamina C e carvona, limoneno e anethofuran e os flavonoides, kaempferol e vicenina.

Aumenta a imunidade, prevenindo e combatendo gripes e resfriados.

É antioxidante, previne o envelhecimento precoce dos tecidos, incluindo o cardiovascular.

Ajuda a combater anemia, aumentando a quantidade de ferro no sangue.

Melhora o funcionamento do sistema digestivo.

Ajuda na cura de feridas, pois é antisséptico e anti-inflamatório.

Auxilia no emagrecimento, é laxante e diurético.

Aumenta o leite materno e ajuda a diminuir cólicas intestinais de bebês.

É sedativo, diminui o estresse e combate a insônia.

O óleo essencial de endro é antibacteriano, auxilia impedindo a proliferação das bactérias.

O chá é ótimo para diminuir dores de dentes.

Auxilia no combate a problemas gastrointestinais, como gases, espasmos e acidez.

BENEFÍCIOS MÍSTICOS: muito utilizado na aromaterapia, pois tem aroma que auxilia a acalmar os ânimos, tanto o óleo quanto defumadores e incensos naturais podem auxiliar a harmonia em sua casa ou local de trabalho.

CULINÁRIA: o endro é muito utilizado na culinária russa e escandinava, e também no Oriente Médio. Usado como condimento para temperar carnes e aves, em molhos e sopas, ou pães.

FORMAS DE USO: chá, extrato, tintura, óleo essencial, defumador, incenso natural, gargarejos, pomadas e compressas.

DOSAGEM DE USO: para fazer o chá, use 2 colheres de sopa da erva para 1 litro de água. Tome 3 vezes ao dia.

CONTRAINDICAÇÕES: grávidas e alérgicos a endro e seus componentes.

36. ESPINHEIRA-SANTA, folha

NOME CIENTÍFICO: *Maytenus ilicifolia*

OUTROS NOMES POPULARES: maiteno, erva cancerosa, cancorosa, cancorosa-de-sete-espinhos, salva-vidas, coromilho-do-campo, espinho-de-deus

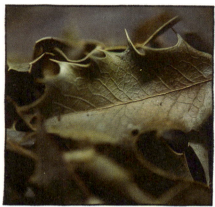

FOTO: Warmcolors - Getty Images

BENEFÍCIOS MEDICINAIS: rica em taninos e epigalocatequina, que é um cicatrizante de úlceras no estômago, porque controla a produção de ácido clorídrico.

Também é antisséptica, pois paralisa a fermentação gastrointestinal e funciona como analgésico. Assim, ela combate as dores de estômago, gastrite, úlcera, azia, queimação e o *H. pylori*.

Suas propriedades diuréticas, laxativas e depurativas do sangue auxiliam o sistema cardiovascular e diminuem a pressão alta.

Por ser antioxidante, combate os radicais livres, cuidando da pele, unha e cabelo, também é anti-inflamatória, ajuda no combate à acne, eczema e diminui cicatrizes.

Previne e ajuda em casos de câncer, é analgésica.

BENEFÍCIOS MÍSTICOS: o banho de espinheira-santa é de limpeza profunda, pois consegue limpar desde situações do corpo físico até nosso corpo sutil.

A energia dessa erva elimina a raiva, corta vibrações energéticas negativas que estivermos acumulando, deixa nossos pensamentos e sentimentos mais calmos e permite uma conexão com o divino.

CULINÁRIA: o uso dessa erva é exclusivo para fazer o chá.

FORMAS DE USO: chá, tintura, compressa, banhos, escalda-pés, incenso natural e defumador.

DOSAGEM DE USO: para fazer o chá, use 3 colheres de sopa da erva para 500ml de água, tome 3 vezes ao dia, por 30 dias consecutivos.

CONTRAINDICAÇÕES: essa erva é abortiva e diminui o leite materno, sendo proibido o uso para gestantes, lactantes e também para crianças de até 6 anos de idade.

37. ESTÉVIA, folha
NOME CIENTÍFICO: *Stevia rebaudiana*
OUTROS NOMES POPULARES: stevia, estevia-de-brasília, estevia-do-canadá, estevia-doce, capim-doce

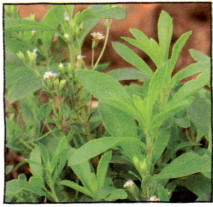

FOTO: Livcool - Getty Images

BENEFÍCIOS MEDICINAIS: rica em betacaroteno, cálcio, flúor, ferro, fósforo, zinco, manganês e vitaminas A e C e vitaminas do Complexo B.

Essa quantidade de nutrientes e vitaminas faz dessa folha uma excelente opção de combate ao diabetes por diminuir o açúcar do sangue, justamente por ser um adoçante natural, trabalhando como emagrecedor e combatendo a obesidade.

Melhora a hiperatividade, regula a pressão alta, ajuda nos problemas ligados ao sistema digestivo, como indigestão.

Combate a candidíase.

Mastigar folha de estévia ajuda a parar de fumar. Mastigue 1 folha sempre que tiver vontade de fumar. Não ultrapassando a quantidade de 8 a 10 por dia.

BENEFÍCIOS MÍSTICOS: um banho ou uma defumação, usando as folhas da estévia, vai trazer calma e uma autoavaliação sobre o nosso estado de consciência, sobre o que temos feito e como.

CULINÁRIA: é um importante adoçante natural, usado em diversas receitas de doces e bolos para pessoas com diabetes ou com restrição de açúcar.

FORMAS DE USO: chá, tintura, adoçante, banho, banho de assento, incenso natural, e defumador.

DOSAGEM DE USO: 1 colher de sopa da erva seca para 500ml de água ou 2 colheres de sopa da erva fresca para 500ml de água.

CONTRAINDICAÇÕES: alérgicos à estévia ou a seus componentes.

38. ESTRAMÔNIO, folha

NOME CIENTÍFICO: *Datura stramonium*
OUTROS NOMES POPULARES: figueira-do-demo, figueira-do-diabo, figueira-do-inferno, figueira brava, zabumba

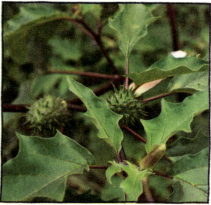

FOTO: Jessicahyde - Getty Images

BENEFÍCIOS MEDICINAIS: é uma folha usada na homeopatia, para controle do sistema parassimpático.

Em caso de distúrbios da mente que afetam outros órgãos, como dor nos olhos que leva a alucinações, ouvidos que escutam alucinações auditivas, se sentir sufocado ao ver água, pele seca com sensação de estar queimando, não se deve fazer o chá dessa erva, pois é extremamente tóxica. O uso deve ser feito apenas por indicação médica e por manipulação e laboratórios credenciados.

BENEFÍCIOS MÍSTICOS: nem mesmo para defumação se usa essa erva, já que é extremamente perigosa, de altíssima toxicidade.

CULINÁRIA: não se usa essa erva para alimentação.

FORMAS DE USO: por meio de cápsulas manipuladas por farmácias credenciadas.

DOSAGEM DE USO: de acordo com a indicação de um homeopata ou fitoterapeuta, com aval de um médico psiquiatra.

CONTRAINDICAÇÕES: é uma erva tóxica e alucinógena, usada em quantidades erradas pode levar à morte.

39. EUCALIPTO, folha
NOME CIENTÍFICO: *Eucalyptus*
OUTROS NOMES POPULARES: gomeiro-azul, árvore-da-febre, calipse

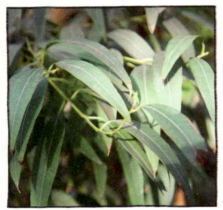

FOTO: Skymoon13 - Getty Images Pro

BENEFÍCIOS MEDICINAIS: as folhas do eucalipto têm uma grande quantidade de óleo essencial, resolvem doenças ligadas ao sistema respiratório, como tuberculose, asma, bronquite, sinusite, rinite e tosse carregada de catarro, pois são excelentes broncodilatadoras e expectorantes.

Calmante e relaxante, o eucalipto limpa a mente quando o usamos na aromaterapia.

Resolve vários problemas do couro cabeludo, como coceiras, caspa por ressecamentos e piolhos, massageando o óleo no couro cabeludo ou misturando-o em seu xampu.

Previne e combate infecção urinária, pois é anti-inflamatório pelo uso de chás.

Tira as dores musculares, dores do nervo ciático e esqueléticas usando chá, óleo, compressas e, no cataplasma, resolve dores de garganta mascando a folha, assim como mau hálito.

Acaba com acne e fadiga.

BENEFÍCIOS MÍSTICOS: o banho de eucalipto é muito utilizado para trazer de volta a energia vital do nosso espírito, descarrega toda a energia, nos deixando como novos. Em dias que acordamos cansados, um banho de eucalipto dá um sopro de força e renovação. E também quebra inveja e mau olhado.

CULINÁRIA: as folhas são utilizadas apenas para o chá.

FORMAS DE USO: chá, folha para mascar, compressas, cataplasmas, óleo, tintura, óleo essencial, vapor do chá, incenso natural e defumador. Além disso, para ajudar na expectoração, pode se usar o óleo da folha, massageando peito, pés e região da testa e nasal.

DOSAGEM DE USO: para o chá, use duas colheres de sopa da erva seca picada para 500ml de água.

CONTRAINDICAÇÕES: é contraindicado para grávidas e lactantes, também para pessoas com alergia a alguns dos componentes da folha, pessoas que têm problemas de vesícula e doenças no fígado.

40. FUNCHO-AMARGO, fruto
NOME CIENTÍFICO: *Foeniculum vulgare Mill.*
OUTROS NOMES POPULARES: funcho, funcho de Florença, fiolho

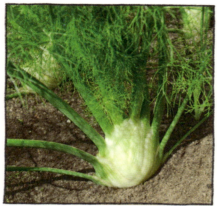

FOTO: MariaBobrova - Canva Pro

BENEFÍCIOS MEDICINAIS: rico em vitamina A, C, D e B6, cálcio, cobalamina e magnésio, anetol, fenchona, óleo essencial, sais minerais, glicídios e proteínas, cumarinas, flavonoides, umbeliferona, bergapteno, hidrocarbonetos, monoterpenos e polissacáridos.

Auxilia na cura de problemas digestivos e intestinais, como gases, cólicas, má digestão, dor de estômago, diarreia, vômitos e intoxicações alimentares.

Também ajuda a resolver e melhorar problemas do sistema respiratório, como asma, bronquite, tosse. Melhora infecções oculares e das mucosas.

A raiz é diurética, os frutos são galactogogos (aumentam a produção de leite materno) e a erva em si é expectorante e antisséptica, ajuda na cura de machucados e feridas, hérnias, amenorreia e dismenorreia.

BENEFÍCIOS MÍSTICOS: o banho feito com erva doce traz calma e doçura para o espírito, traz alegria, força, coragem e bons relacionamentos; afasta conflitos.

CULINÁRIA: é amplamente usado na culinária para fazer bolos e doces, temperos de assados como carnes, aves e peixes.

FORMAS DE USO: chá, tintura, óleo essencial, escalda-pés, aromaterapia, incenso natural, defumador e compressa.

DOSAGEM DE USO: 2 colheres de sopa das sementes para 500ml de água.

CONTRAINDICAÇÕES: não deve ser utilizado por mulheres com câncer de mama, pois prejudica o tratamento, pessoas anêmicas, pois o uso dessa erva impede a boa absorção de ferro.

41. FUNCHO-DOCE, fruto
NOME CIENTÍFICO: *Pimpinella anisum*
OUTROS NOMES POPULARES: erva-doce, fiolho de florema

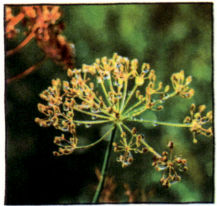

FOTO: Alexxi - Canva Pro

BENEFÍCIOS MEDICINAIS: rico em vitaminas C, A, B6, alcandora, ácido fólico, niacina, riboflavina, tiamina, cobre, ferro, cálcio, magnésio, manganês e zinco.

Ajuda a emagrecer, pois diminui o apetite, alivia as dores de estômago e, em tese, às vezes isso acontece também porque ajuda a soltar gases. O chá dessa erva também auxilia a diminuir quadro de náuseas e vômitos.

Também é bastante utilizado para tratar problemas do trato respiratório, como resfriado e gripes, bronquite; é necessário expectorar o catarro.

BENEFÍCIOS DA FITOENERGIA: para atrair prosperidade, amor e harmonia para o casal, nada melhor que um banho de funcho-doce, canela e mel. Esse banho tem grande fonte de atração de vibração positiva, ajuda também a atrair um novo amor.

CULINÁRIA: o funcho-doce, ou erva-doce, é muito usado para fazer parte de doces como o bolo de fubá com erva-doce, biscoitos, broas, entre outros.

FORMAS DE USO: chá, extrato, tintura, banho, escalda-pés e *sprays* aromáticos.

DOSAGEM DE USO: para fazer o chá, use 3 colheres de sopa de erva-doce seca para 1 litro de água.

CONTRAINDICAÇÕES: é contraindicado para pessoas com problemas de epilepsia, câncer de mama, com anemia ou que necessitem de suplementação de ferro.

42. GARRA-DO-DIABO, raiz
NOME CIENTÍFICO: *Harpagophytum procumbens*
OUTROS NOMES POPULARES: harpago

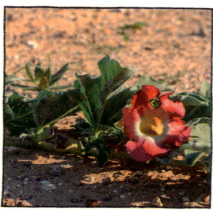

FOTO: Public Domain Pictures - Pixabay

BENEFÍCIOS MEDICINAIS: indicada para o tratamento de artrite, artrose e reumatismo, para problemas de degenerações do sistema locomotor. Também trata inflamações, como bursite e tendinite. Além de ser boa para fibromialgia.

BENEFÍCIOS MÍSTICOS: ter essa erva ou mentalizá-la afasta energia negativa trazida por olho gordo e inveja de bens materiais.

CULINÁRIA: essa erva não é indicada para uso na culinária.

FORMAS DE USO: deve ser usada por meio de manipulação em farmácia especializada, e não de forma caseira, por ser muito tóxica.

DOSAGEM DE USO: de acordo ao ministrado por um médico ou um fitoterapeuta.

CONTRAINDICAÇÕES: não podem utilizar essa erva pessoas com úlcera, gastrite, síndrome do cólon irritável e com alergia aos componentes da erva. As que possuem pedras nos rins ou obstruções das vias biliares também não devem usar a garra-do-diabo.

43. GENCIANA, rizoma e raiz
NOME CIENTÍFICO: *Gentiana lutea*
OUTROS NOMES POPULARES: gencianela, genciana-amarela, genciana maior

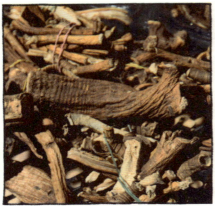

FOTO: Szechenyidove - Getty Images

BENEFÍCIOS MEDICINAIS: é uma erva com excelentes propriedades curativas, antimicrobiana, digestiva, laxante, vermífuga, antidiabética, antiemética, anti-inflamatória e tônica.

É recomendada para o aumento de apetite para pessoas com depressão, anorexia e bulimia, também é utilizada no tratamento de diabetes.

Ajuda pessoas com problemas do sistema circulatório e do sistema digestivo, como azia, flatulência, má digestão, gastrite, entre outros tipos de problemas, como vermes, resfriados, icterícia, eczemas, alergias, gota, fraqueza, náusea vômitos, artrite reumatoide e diarreias.

BENEFÍCIOS NA FITOENERGIA: a meditação ou visualização da genciana vai lhe trazer a tranquilidade de um período bom, amizades e relacionamentos fiéis e sinceros. Apenas relaxe e sinta a brisa desse sentimento gostoso que é sentir-se em paz.

CULINÁRIA: não tem utilidade culinária.

FORMAS DE USO: chás, tinturas, pomadas e extratos.

DOSAGEM DE USO: use 2 colheres de chá da raiz de genciana em 500ml de água. Por ser raiz, deixe para que ferva com a água, aguarde cerca de 10 minutos após a fervura, desligue, deixe esfriar, coe e beba 2 a 3 vezes por dia.

CONTRAINDICAÇÕES: mulheres grávidas, hipertensos, pessoas com úlceras no estômago e com enxaquecas periódicas não devem usar essa raiz.

44. GENGIBRE, rizoma
NOME CIENTÍFICO: *Zingiber officinale*
OUTROS NOMES POPULARES: mangarataia, mangaratiá, gengivre

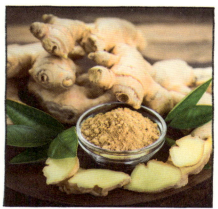

FOTO: Pilipphoto - Getty Images Pro

BENEFÍCIOS MEDICINAIS: rico em proteína, vitamina C, potássio e fibras, ajuda a emagrecer e a tratar a má digestão, azia, enjoo, gastrite, colesterol alto, pressão alta, tosse, dores musculares, problemas de circulação sanguínea e artrite, resfriados ou inflamações, como dor de garganta; afina o sangue, aumenta a pressão e a imunidade.

O banho curativo de gengibre serve para prevenir e acabar com resfriados, alivia pele queimada por queimaduras de frio, cansaço e musculatura dolorida.

BENEFÍCIOS DA FITOENERGIA: ao visualizar o gengibre, traga para si a alegria de ter um membro da família por perto, alguém em quem você confia e que lhe trará uma grande alegria, mesmo que momentânea. Sinta-se com o coração acalentado, revigorado, purificado.

CULINÁRIA: o gengibre é largamente utilizado em diversas receitas, tanto para alimentos salgados quanto alimentos doces, incluindo bebidas e temperos.

FORMAS DE USO: o gengibre é largamente utilizado em diversas receitas, tanto para alimentos salgados quanto doces, incluindo bebidas e temperos.

DOSAGEM DE USO: 1 colher de chá de gengibre ralado para 1 litro de água, ferver a raiz com a água, esperar esfriar, coar, beber de 2 a 3 xícaras por dia.

CONTRAINDICAÇÕES: o gengibre raiz diminui os níveis de glicose no sangue, então para quem já toma medicamentos para controle do diabetes, pode ser perigoso, também para pessoas que já fazem uso de medicamentos anticoagulantes pode ser prejudicial, porque pode aumentar o risco de hematomas e sangramentos. Além disso, mulheres grávidas, lactantes e crianças menores de 6 anos não devem fazer uso do gengibre.

45. GOIABEIRA, folha
NOME CIENTÍFICO: *Psidium guajava*
OUTROS NOMES POPULARES: araçá-das-almas, araçá-goiaba, araçá-guaçu, araçá-mirim, araçaíba, araçauaçu, goiaba-maçã, guaiaba, guaiava, guaiba, guava, guiaba, mepera

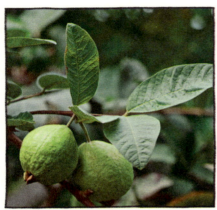

FOTO: Igaguri_1 - Getty Images Pro

BENEFÍCIOS MEDICINAIS: rica em vitaminas C e B, licopeno, caroteno e proteínas, trata diabetes diminuindo o açúcar do sangue, por esse motivo também ajuda no emagrecimento. Como é antioxidante, previne o câncer e fortalece a saúde cardiovascular, diminuindo o colesterol ruim. Pode ser um excelente tônico capilar; faz bem para a saúde dos tecidos da pele, unhas e cabelos.

Ela é antibiótica e cicatrizante, utilizada também para tratar úlceras gástricas, dores de estômago e má digestão.

Trata infecções, como a candidíase; boa para a saúde dos olhos, evita a acidez durante a digestão, evita a diarreia e é anti-inflamatória.

Ajuda no desenvolvimento fetal e trata inchaços e hemorragias do útero. É calmante, pode ser usada em casos de nervosismo e estresse.

BENEFÍCIOS NA FITOENERGIA: a goiabeira é símbolo de bom presságio. Se você se sente bem na presença de uma goiabeira, e se está começando um negócio, por exemplo, pode estar certo do sucesso desse empreendimento. Você pode usar a meditação e a visualização de uma goiabeira crescendo no centro do seu empreendimento, cheia de frutos lindos, bem maduros e suculentos. Isso vai deixá-lo mais seguro com relação à ansiedade do novo projeto, vai diminuir sua insônia e impedir que doenças relacionadas à ansiedade e poucas horas de sono, como as cardiovasculares, apareçam.

CULINÁRIA: apenas a fruta é usada na culinária.

FORMAS DE USO: chá, tônico, tintura, extrato e tônico capilar.

DOSAGEM DE USO: use 2 colheres de chá da folha picada para 500ml de água. Tomar 3 xícaras ao dia.

CONTRAINDICAÇÕES: não devem consumir folha de goiabeira mulheres grávidas, lactantes, crianças menores de 6 anos e pessoas com intestino preso. Deve-se levar em conta que, quando consumida em excesso, pode causar hipoglicemia em pessoas diabéticas; portanto, é importante consumir apenas o recomendado e com o aval do seu médico.

46. GUACO-CHEIROSO, folha

NOME CIENTÍFICO: *Mikania glomerata*
OUTROS NOMES POPULARES: cipó-almecega, cipó-caatinga, erva-de-cobra

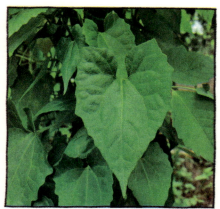

FOTO: Dul Karim - Getty Images

BENEFÍCIOS MEDICINAIS: a folha de guaco é rica em taninos, saponinas, guadiana, cumarina, guacosídeos, que são óleos essenciais importantes para soluções de problemas do sistema respiratório.

Trata gripe, tosse, rouquidão, infecção na garganta, bronquite, alergias e infecções na pele como eczemas e pruridos. Além disso, essa planta é usada popularmente para tratar o reumatismo e estados febris.

O chá ou xarope elimina o muco causado por gripes e resfriados, também auxilia na redução de edemas e de peso, devido à ação anti-inflamatória da planta.

BENEFÍCIOS DA FITOENERGIA: use a mentalização, meditação ou reflexão do guaco quando estiver se sentindo para baixo, injustiçado, mais especificamente com relação ao trabalho, e percebendo que aquilo de alguma forma pudesse tirar o seu sustento, ou algo que o lembre de traumas ligados à fome, ou alguma necessidade básica que não tenha sido atendida na infância. Ou ainda inveja infantil interna pelas coisas conquistadas, como se fosse uma autopunição por não ter conseguido.

A mentalização do guaco vai trazer para você a paz e o equilíbrio para amenizar essa sensação, até que permita que essa memória se vá pela liberação dela, a angústia se dissipe e a autoestima se restabeleça.

CULINÁRIA: pode ser usado como verdura, apesar de amarga, e vai em conjunto com arroz.

FORMAS DE USO: chá, vitamina, tintura, óleo essencial e xarope.

DOSAGEM DE USO: 2 colheres de sopa da folha picada para 500ml de água.

CONTRAINDICAÇÕES: mulheres grávidas, lactantes, crianças menores de 6 anos e pessoas com doenças no fígado, ou que utilizam anticoagulantes.

47. GUARANÁ, semente
NOME CIENTÍFICO: *Paullinia cupana*
OUTROS NOMES POPULARES: uaraná, narana, guaranauva, guaranaina, guaraná-da-amazônia

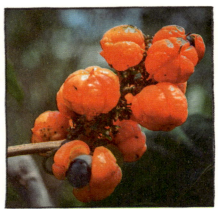

FOTO: Ricardo Hossoe - Getty Images Pro

BENEFÍCIOS MEDICINAIS: rico em amido, metilxantinas, vitaminas e sais minerais como cálcio, potássio, fósforo, ferro e magnésio, além das catequinas, substâncias antioxidantes que combatem os radicais livres e ajudam a prevenir o envelhecimento precoce dos tecidos da pele, cabelos, olhos, cabelos e, principalmente, do coração.

O guaraná possui propriedades lipolíticas que são estimulantes e vasodilatadoras, ou seja, ajudam na redução de gordura corporal e no tratamento de celulite, depressão nervosa e enxaqueca.

Justamente por ser um vasodilatador, consegue auxiliar outras áreas do corpo, melhorando o funcionamento e ativando a força, dando mais energia, amenizando a falta de apetite, o cansaço físico e mental, tratando diarreia, dor muscular, o estresse, a impotência sexual, pois é estimulante, a dor de estômago, prisão de ventre e hemorroidas.

BENEFÍCIOS DA FITOENERGIA: vida, vitalidade. Afasta as energias negativas, acaba com pesadelos, combate a mania de perseguição e reenergiza o corpo e a mente.

CULINÁRIA: além do preparo da bebida, o guaraná ralado pode ser um tempero para diferentes tipos de prato, mas é muito usado no tempero de peixes.

FORMAS DE USO: bebida, chá em pó, cápsula, xarope, incenso, escalda-pés, banhos e amuletos.

DOSAGEM DE USO: usar quatro colheres de chá do pó em 500ml de água, colocar para ferver, coar e beber após 15 minutos.

CONTRAINDICAÇÕES: o guaraná é contraindicado para mulheres grávidas, lactantes e crianças menores de 12 anos, também é contraindicado para pacientes que sofrem de crises de ansiedade, doenças cardíacas e hipertensos.

48. HAMAMÉLIS, folha

NOME CIENTÍFICO: *Hamamelis virginiana*
OUTROS NOMES POPULARES: aveleira-de-bruxo, aveleira-de-teiticeira, amieiro-mosqueado

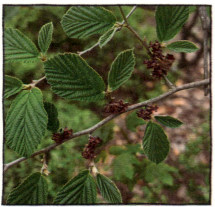

FOTO: Christi Richardson - Zboralski - Getty Images

BENEFÍCIOS MEDICINAIS: alto poder adstringente, graças à presença de taninos; e por ser um tônico natural para o rosto, alivia queimadura de sol, ferimentos, acne e inflamações que podem acometer a pele, anti-inflamatória, anti-hemorrágica, levemente laxante e adstringente, trata ferimentos superficiais da pele, como cortes e hematomas, hemorroidas, problemas circulatórios, como varizes ou má circulação, queimaduras, dor de garganta e prisão de ventre.

BENEFÍCIOS DA FITOENERGIA: ajuda a abrir o olho quando estamos nos deslumbrando demais com questões que podem não nos levar a lugar nenhum. Ajuda a diminuir fortes atrações por encantamento.

CULINÁRIA: não são conhecidos usos de hamamélis na culinária.

FORMAS DE USO: pomada, extrato ou cápsulas, banhos de assento, defumação, escalda-pés, cataplasmas e chá.

DOSAGEM DE USO: uma colher chá da erva para 250ml de água.

CONTRAINDICAÇÕES: é contraindicada para gestantes, lactantes e crianças menores de 12 anos; lesões da mucosa do trato digestivo (úlcera gástrica e duodenal, gastrite, colites etc.).

49. HORTELÃ-DO-BRASIL, parte aérea
NOME CIENTÍFICO: *Mentha spicata*
OUTROS NOMES POPULARES: hortelã-comum, hortelã-de-cheiro, hortelã-rasteira, menta

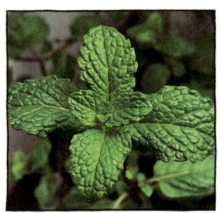

FOTO: Osleia Costa - Getty Images

BENEFÍCIOS MEDICINAIS: a hortelã é rica em vitaminas A e C, ferro, cálcio, fósforo e potássio, possui propriedades que ajudam a nossa imunidade. Ela tem antioxidantes que previnem o envelhecimento precoce das células.

Além disso, a lista de benefícios é grande, age no sistema respiratório, aliviando sintomas de asma, bronquite tosse, catarro e outros problemas respiratórios, além de melhorar gripes, resfriados e diminuir a febre.

Bochechos ajudam na saúde da boca, melhorando hálito e gengivite, pois é um antisséptico.

Trata o sistema digestivo, melhorando a digestão, a síndrome do intestino irritado, gases, vômito e náuseas.

E melhora problemas de pele, como coceira, irritações e eczemas.

Ajuda no combate ao estresse e à ansiedade, relaxando a pessoa que a consome, além de aliviar dores de cabeça, já que é um vasodilatador.

BENEFÍCIOS DA FITOENERGIA: o banho de hortelã é utilizado para purificar o espírito. É equilibrador, então tem a capacidade de reconstruir a força das pessoas que estiveram muito suscetíveis a energias negativas.

Consegue fortalecer a mente e protegê-la contra o desânimo, dando uma "injeção" de energia positiva.

CULINÁRIA: existe uma variedade enorme de pratos salgados, doces e bebidas em que se usa a hortelã. No Brasil, principalmente, é um tempero muito comum.

FORMAS DE USO: chá, extrato, tintura, *spray*, incenso, óleo essencial, cápsulas, escalda-pés, defumador e kumbaya.

DOSAGEM DE USO: 2 colheres de sopa da erva picada para 500ml de água.

CONTRAINDICAÇÕES: é contraindicada para gestantes, lactantes, pacientes com obstrução dos ductos biliares, crianças menores de 2 anos e pessoas com hipersensibilidade a algum componente da hortelã.

50. HORTELÃ-PIMENTA, folha
NOME CIENTÍFICO: *Mentha x piperita L.*
OUTROS NOMES POPULARES: hortelãzinho, hortelã de panela, hortelã da folha miúda, hortelã da horta

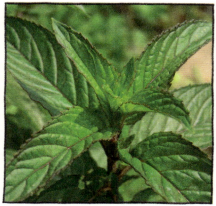

FOTO: Claudiodivizia - Canva Pro

BENEFÍCIOS MEDICINAIS: são diversas as propriedades conhecidas da hortelã-pimenta, analgésica, antiespasmódica, estimulante da secreção biliar, estimulante da circulação sanguínea. Além disso, possui óleos como mentol, substância da classe dos terpenos originalmente extraída do óleo essencial dessa espécie. Esse óleo, especificamente, tem o poder de curar cãibras, dores nos nervos e pescoço. O chá também ajuda na cura de problemas gastrointestinais relacionados ao pâncreas, também é um ótimo descongestionante nasal, para gripe, resfriado e vermes intestinais.

BENEFÍCIOS DA FITOENERGIA: a hortelã-pimenta está sempre relacionada à sorte; ter um vaso de hortelã-pimenta em casa ajuda a melhorar os relacionamentos internos ou a trazer novos relacionamentos, bons e duradouros, que vão trazer proteção à casa e às pessoas que moram nela.

CULINÁRIA: é um tempero conhecido e bem utilizado em pratos mais gordurosos e pesados, pois melhora e ajuda a digestão.

FORMAS DE USO: chá, cataplasma, pomada, tintura, extrato, *spray*, escalda-pés e incenso.

DOSAGEM DE USO: adicione 15g da planta a cada 250ml de água fervente e beba ainda morno.

CONTRAINDICAÇÕES: é contraindicada para gestante, lactante, crianças com menos de 7 anos, em casos de gastrite ou úlceras estomacais. No caso de uso externo, não permitir contato com os olhos.

51. JUCÁ, casca, folha, fruto
NOME CIENTÍFICO: *Libidibia férrea*
OUTROS NOMES POPULARES: pau-ferro, jucaína, jacá, icainha, miraobi, miraitá, muiraitá, guratã, ipu, muirapixuna

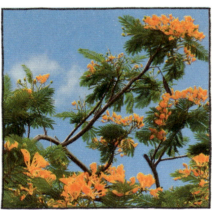

FOTO: Public Domain Pictures - Pixabay

BENEFÍCIOS MEDICINAIS: dessa árvore se aproveita tudo: folhas, casca, frutos e raiz. Rica em nutrientes, vitaminas e antioxidantes que podem ser utilizados para a prevenção de câncer, devido à sua ação na proteção das células de defesa do corpo, combate o envelhecimento precoce dos tecidos, como cabelos, unhas, pele e olhos, além de ajudar o sistema cardiovascular.

Além disso, auxilia o tratamento de infecções por bactérias e fungos, principalmente inflamações da boca, como a gengivite.

Também ajuda em tratamentos para cicatrização de ferimentos e boa para diabéticos, pois controla a glicemia e fortalece a nossa imunidade. Além de tudo isso, ajuda a ter um sono mais relaxante; para bronquite, tosse e asma, pois é expectorante.

A casca é usada para tratar de problemas de fígado, estômago e má digestão.

BENEFÍCIOS NA FITOENERGIA: o jucá tem a força da união quando a intenção do relacionamento é pura. Então, ele traz um início de relação duradoura, mas para que ele possa sustentar e dar os milhares de frutos e ser próspero, não pode encontrar pedras no meio do caminho, que seriam as ambições dentro da relação. Nesse caso, ele não consegue dar continuidade à proteção desse relacionamento e as partes podem sofrer.

CULINÁRIA: não foram encontrados registros de jucá na culinária.

FORMAS DE USO: chá do fruto, chá das folhas, tintura das folhas, emplasto cicatrizante com as folhas, chá do pó da casca para dor de estômago ou problemas no fígado, xarope de jucá é bom para problemas respiratórios.

DOSAGEM DE USO: 2 colheres de folhas secas para 1 litro de água, para os frutos, 3 favas para 1 litro de água.

CONTRAINDICAÇÕES: é contraindicado para gestantes, lactantes e crianças menores de 6 anos; pessoas com diabetes só devem usar com a autorização de seu médico.

Se consumido em excesso, pode ser tóxico.

52. LARANJA-AMARGA, exocarpo
NOME CIENTÍFICO: *Citrus aurantium*
OUTROS NOMES POPULARES: laranja-da-terra, laranja-de-sevilha, laranja-silvestre, laranjeira-da-china, laranjeira-comum

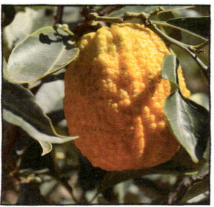

FOTO: Paolo_Toffanin de Getty Images Signature

BENEFÍCIOS MEDICINAIS: rica em vitamina C, tem ação digestiva, estomacal, carminativa, febrífuga, antirreumática, antisséptica e antiescorbútica.

É considerada há milênios um afrodisíaco, auxilia em casos de baixa libido.

Auxilia o tratamento contra obesidade, prisão de ventre, dispepsia, diurese, estresse, escorbuto, gripe, insônia, acúmulo de ácido úrico, febre, gases, artrite, dor de cabeça, distúrbios metabólicos, doenças respiratórias e cólera.

Muito indicada para o emagrecimento, pois acelera a queima de gorduras e a perda de peso.

Como é sedativa, acalma a taquicardia, a tensão nervosa, a depressão e o estresse.

BENEFÍCIOS NA FITOENERGIA: o banho com água da laranjeira pode ajudar a aliviar o estresse e a ansiedade, além de amenizar a tensão; ajuda a acabar com as dores de cabeça.

CULINÁRIA: muito utilizada em molhos para acompanhar carnes em geral, também usada para fazer compotas, geleias e doces.

FORMAS DE USO: chá, água aromatizada, tintura, incenso, defumadores, escalda-pés e *sprays*.

DOSAGEM DE USO: adicionar 2 colheres (sopa) de laranja-amarga picada em 1 litro de água fervente.

CONTRAINDICAÇÕES: hipertensos não podem tomar o chá de laranja-amarga.

53. MACELA, flor
NOME CIENTÍFICO: *Achyrocline satureioides*
OUTROS NOMES POPULARES: macela-do-campo, macela-amarela

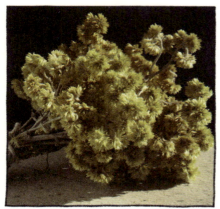

FOTO: Waldemar Seehagen - Getty Images

BENEFÍCIOS MEDICINAIS: rica em vitaminas, minerais e aminoácidos, a macela tem propriedades bem parecidas às da camomila. Ela auxilia em tratamentos como os do sistema respiratório, ajudando na expectoração, resfriados, gripe e tosse.

Também combate problemas do trato digestivo e intestinais, como azia, cólicas intestinais, diarreia, problemas gástricos e digestivos, dor de estômago, gastrite e úlcera.

Problemas nos rins e fígado, cálculo biliar, cistite, nefrite e colecistite. E outros problemas, como dores de cabeça, cãibras, contusões, impotência sexual, estresse, retenção de líquidos, reumatismo, icterícia e colesterol alto.

BENEFÍCIOS DA FITOENERGIA: o banho de macela deve ser usado para relaxamento profundo da cabeça aos pés, seu poder energético, com o seu aroma, tem o poder de tirar dores de cabeça acometidas pela presença de energias obsessoras e vibrações negativas. Para isso, além de tomar o banho, é indicado respirar o seu vapor.

CULINÁRIA: não existem muitos relatos, apenas tentativas de alguns *chefs* para uso da macela em aromas de cremes da pastelaria, como ganaches, por exemplo.

FORMAS DE USO: chá, óleo essencial, tintura, incenso, defumador, banho, escalda-pés, xarope, banho de assento e "recheio" de almofadas.

DOSAGEM DE USO: coloque 1 colher de sopa de erva seca para 1 litro de água.

CONTRAINDICAÇÕES: pessoas alérgicas à erva ou que estejam em tratamento de quimioterapia.

54. MALVA, flor

NOME CIENTÍFICO: *Malva sylvestris*
OUTROS NOMES POPULARES: malva-comum, malva-das-boticas, malva-maior, malva-selvagem, malva-silvestre

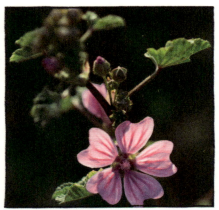

FOTO: Oriol Borrut - Getty Images

BENEFÍCIOS MEDICINAIS: é rica em vitamina A, B1, B2, C, em cálcio e outros minerais, aminoácidos e taninos, ajuda no tratamento de várias doenças, pois é um maravilhoso anti-inflamatório, laxante, diurético, emoliente e expectorante.

No sistema respiratório, é excelente para tratar bronquite, catarro, dor de garganta, rouquidão, faringite, amigdalite e tosse.

Já para os problemas do trato digestivo e intestinal, ela ajuda a tratar prisão de ventre, aftas, gastrite, estomatite, mau hálito e úlceras.

Outros tratamentos em que a malva ajuda: irritação dos olhos, picada de insetos, feridas, abcessos ou furúnculos.

BENEFÍCIOS MÍSTICOS E DA FITOENERGIA: o banho de malva ajuda na proteção da pessoa contra as energias negativas. Além disso, ajuda na limpeza de carmas, que abrem os caminhos para novos sentimentos e trazem mais brilho para a vida da pessoa, incluindo mais saúde.

CULINÁRIA: há alguns relatos de uso da malva em saladas e pudins.

FORMAS DE USO: chá, tintura, cataplasma e xarope.

DOSAGEM DE USO: 2 colheres de sopa de folhas secas de malva, para 250ml de água.

CONTRAINDICAÇÕES: grávidas, lactantes e crianças menores de 6 anos não podem usar essa erva. Deve-se ter cuidado com a quantidade a se usar, pois pode se tornar tóxica. A malva também pode impedir a absorção de alguns medicamentos. Após tomar um chá de malva, aguarde de 30 minutos a 1 hora para tomar um medicamento.

55. MARACUJÁ-AZEDO, folha, casca, polpa, sementes
NOME CIENTÍFICO: *Passiflora edulis*
OUTROS NOMES POPULARES: maracujá-mirim, maracujá-suspiro, maracujá-peroba, maracujá-pequeno, flor-da-paixão

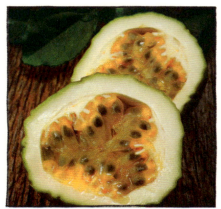

FOTO: Jaboticaba - Getty Images

BENEFÍCIOS MEDICINAIS: excelente fonte de vitaminas A, C e do Complexo B, tem sais minerais, como cálcio, ferro, fósforo e sódio. Já a casca é bastante rica em fibras, que ajudam na digestão, no emagrecimento, previnem e controlam o diabetes.

Tem propriedades sedativas e calmantes, além de ser analgésica.

Para o sistema cardiovascular, o maracujá reduz a pressão sanguínea e é tônico para o coração, atua como um relaxante para os vasos sanguíneos.

É antioxidante, o que ajuda a prevenir o envelhecimento precoce dos tecidos da pele, olhos, cabelos, unhas e do coração, e é diurético.

Nas sementes, é possível encontrar um potente vermífugo. Para fazer uso dele, basta tomar um suco natural da fruta, pois as propriedades das sementes são passadas para a polpa.

Para uso como emagrecedor, a pectina presente na casca do maracujá (utilizada como farinha) é a responsável por essa ajuda, pois quando a casca do maracujá chega ao estômago, ela se transforma numa espécie de gel não digerível e provoca sensação de saciedade, fazendo a pessoa comer menos.

O chá da folha serve para amenizar as dores das cólicas menstruais, dores de cabeça, insônia e hiperatividade em crianças.

BENEFÍCIOS DA FITOENERGIA: o banho de maracujá é utilizado para limpar energias que estagnaram o lado afetivo de uma pessoa, pois transforma essas energias em vibração positiva para o amor, atraindo para o indivíduo novos olhares, fazendo com que ele passe a ser notado por novas pessoas.

CULINÁRIA: o maracujá é largamente utilizado na culinária para todos os tipos de pratos e molhos, como acompanhamento das carnes e sobremesas.

FORMAS DE USO: chá da folha, suco da folha, suco da polpa e farinha da casca.

DOSAGEM DE USO: 2 colheres de sopa da erva picada fresca para 250ml de água.

CONTRAINDICAÇÕES: é contraindicado em casos de pessoas com pressão muito baixa, pois o maracujá já tem uma ação sedativa, então a pressão pode cair ainda mais.

56. MELISSA, folha
NOME CIENTÍFICO: *Melissa officinalis*
OUTROS NOMES POPULARES: erva-cidreira, anafa, cidreira, chá-da-frança, capim-cheiroso, capim-cidreira, cidreira-verdadeira, melitéia, salva-do-brasil

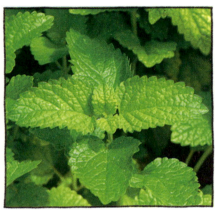

FOTO: Adel66 - Getty Images

BENEFÍCIOS MEDICINAIS: a erva é rica em nutrientes, como cálcio, fósforo, potássio, ferro, ácido fólico, magnésio, zinco, cobre, manganês e vitaminas A e C.

O chá da erva é poderoso combatente da insônia, diminui a produção de gases, alivia as cólicas menstruais e dores de cabeça, previne distúrbios digestivos e renais, alivia tosse. Para quem sofre de ansiedade ou depressão, é um excelente aliado, pois traz calma e tranquilidade, e diminui o estresse, combate os radicais livres, assim previne o envelhecimento dos tecidos e o câncer, protege o coração, pois diminui a pressão arterial, além de diminuir o colesterol ruim e evitar as doenças cerebrais degenerativas, porque é um maravilhoso antioxidante.

BENEFÍCIOS DA FITOENERGIA: essa erva tem uma forte ligação com o sono e o que se relaciona a ele. Sua energia ajuda a afastar pesadelos e obsessores do sono, inclusive de crianças. Coloque um raminho da erva embaixo do travesseiro da pessoa que estiver com pesadelos ou com o sono muito agitado. Ela também ajuda pessoas que estão com um pensamento fixo, ou contínuo em algo que não é bom, para elas ou para os outros. Nesse caso, recomendo fazer o incenso com a erva sempre que você perceber uma pessoa nesse estado.

CULINÁRIA: tem muita utilização na nossa culinária, é usada na produção de doces, sorvetes, bolo de erva-cidreira é maravilhoso, farofa com erva-cidreira, tempero para molhos, além dos chás e sucos, é claro, entre tantas outras maravilhas.

FORMAS DE USO: chá, suco, incenso, amuleto, no vaso, óleo essencial e escalda-pés.

DOSAGEM DE USO: 2 colheres de sopa da erva seca para 500ml de água.

CONTRAINDICAÇÕES: felizmente não há contraindicações do uso da melissa, com exceção da quantidade, não é aconselhável tomar mais de 500ml do chá da erva-cidreira por dia.

57. PITANGUEIRA, folha

NOME CIENTÍFICO: *Eugenia uniflora*
OUTROS NOMES POPULARES: pitanga, pitangueira-vermelha, pitanga-roxa, pitanga-branca, pitanga-rósea, pitanga-do-mato

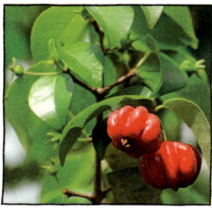

FOTO: Tarcisiocerqueira - Getty Images

BENEFÍCIOS MEDICINAIS: essa folha tem vitaminas e sais minerais, como vitamina A, vitamina C, vitamina do Complexo B, cálcio, ferro, fósforo e potássio; tem um dos mais poderosos antioxidantes, que consegue controlar a produção de rugas e o surgimento de acne, melhorando significativamente o aspecto da pele.

Previne infecções de garganta e doenças cardiovasculares.

Ajuda no tratamento de bronquite e doenças inflamatórias, como reumatismo e artrite. Controla febre, hipertensão e problemas estomacais.

Protege os tecidos dos olhos, cabelos, unhas e combate o envelhecimento precoce do coração, previne contra o câncer.

BENEFÍCIOS DA FITOENERGIA: banhos e incensos da folha da pitangueira trazem prosperidade e proteção, equilibram as energias da casa e afastam energias negativas; atraem bons fluidos para sua vida.

Existem formas diferentes de banho e de se fazer o incenso para cada uma das intenções que escrevi anteriormente. Por exemplo, para atrair dinheiro, o banho deve ser feito com açúcar mascavo, cravo, canela e algumas folhas de limão-galego. E para todas as demais, como proteção, afastar energias negativas, etc., a forma de se fazer o banho é outra.

Para o incenso, é a mesma coisa. Incenso para atrair dinheiro: deve-se usar as folhas da pitangueira, canela em pau, cravos, açúcar mascavo, noz-moscada e sementes de girassol.

O banho feito só com a pitanga também é poderoso e serve para tirar energia negativa muito impregnada por brigas constantes entre parceiros de negócios.

CULINÁRIA: as folhas de pitangueira são muito utilizadas em tempero de arroz, tortas, peixes e assados.

FORMAS DE USO: chá, suco, banho, alimentação, incenso, em vaso, e óleo essencial.

DOSAGEM DE USO: 2 colheres de chá da erva picada para 1 litro de água.

CONTRAINDICAÇÕES: como é diurético, o chá de pitanga não deve ser tomado por hipertensos. Apenas com a autorização do seu médico.

58. QUEBRA-PEDRA, parte aérea
NOME CIENTÍFICO: *Phyllanthus niruri*
OUTROS NOMES POPULARES: erva-pombinha, saxifraga, fura-paredes

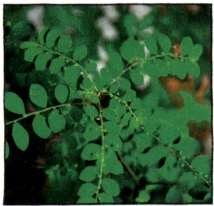

FOTO: Adehan Ahmad - Getty Images

BENEFÍCIOS MEDICINAIS: rica em ligninas, vitamina C, terpenos, triterpenos, taninos e flavonoides, que são considerados potentes antioxidantes naturais. Assim, previne o câncer e o envelhecimento precoce dos tecidos da pele, olhos, unhas e cabelos e do coração.

Mas seu principal benefício é o combate à cólica renal e eliminar pedras no rim, atuando como relaxante muscular.

Ela ajuda as pessoas com diabetes, diminuindo o açúcar no sangue, o hiperinsulinismo e a resistência à insulina. Protege o fígado contra intoxicações e ajuda a controlar a hipertensão por facilitar a eliminação de sódio.

Também elimina azia e prisão de ventre.

BENEFÍCIOS DA FITOENERGIA: ter uma quebra-pedra em casa afasta fofocas maldosas sobre você, seja em seus relacionamentos ou no trabalho. Leve um galho de quebra-pedra sempre que tiver que encontrar pessoas de personalidade duvidosa, para afastar a ideia de que possam ter lançado ou pretendem aplicar algum tipo de inveja sobre você.

CULINÁRIA: não existem relatos sobre o uso da quebra-pedra na culinária.

FORMAS DE USO: chá, suco, amuleto, vaso, e tintura.

DOSAGEM DE USO: 1 colher (sopa) com as folhas secas de quebra-pedra para 1 litro de água.

CONTRAINDICAÇÕES: grávidas, lactantes e crianças menores de 6 anos. Atenção, pois essa erva é abortiva.

59. RUIBARBO, rizoma e raiz
NOME CIENTÍFICO: *Rheum rhabarbarum*
OUTROS NOMES POPULARES: ruibarbo-palmado, ruibarbo-do-campo

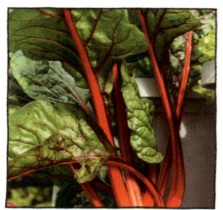

FOTO: Natalia Bulatova - Getty Images

BENEFÍCIOS MEDICINAIS: rico em propriedades fitoterápicas, vitamina K, vitamina A e minerais como potássio.

É estimulante e digestivo, muito utilizado no tratamento da prisão de ventre, pois uma de suas propriedades é laxante.

Previne o envelhecimento precoce dos tecidos, como da pele, olhos, cabelos, unhas e dos tecidos cardiovasculares.

E ajuda a prevenir o Alzheimer.

A Vitamina K é um dos principais ativos que tratam e ajudam o fortalecimento dos ossos, assim pode ser utilizado contra a osteoporose.

BENEFÍCIOS DA FITOENERGIA: em alguns períodos da nossa vida, a insatisfação com relação ao trabalho ou a projetos nos leva a uma perda de foco, e acabamos nos deixando levar por alguns tipos de entretenimento que não nos agregam em nada; acabamos por perder uma boa parte de nosso tempo, que poderíamos ter melhor aproveitado na procura de algo que satisfaça e que seja um propósito, por exemplo. Se você consegue perceber isso, ao mentalizar o ruibarbo ou fazer uma meditação usando sua energia, esse tipo de vibração vai minando e você conseguirá sair desse quadro e focar melhor em resolver o problema e voltar a colher bons resultados.

CULINÁRIA: para carnes, são feitos molhos de ruibarbo; para sobremesas, é usado em bolos, tortas e geleias.

FORMAS DE USO: chá, extrato em pó e em cápsulas.

DOSAGEM: 1 colher de café da raiz seca para 200ml de água.

CONTRAINDICAÇÕES: grávidas, lactantes e crianças menores de 6 anos não devem tomar o chá de ruibarbo, pessoas com gota ou cálculo renal também não devem fazer uso dessa raiz.

60. TANCHAGEM, folha

NOME CIENTÍFICO: *Plantago major*

OUTROS NOMES POPULARES: tanchagem, taiova, orelha de veado, tansagem, tanchá, 7 nervos.

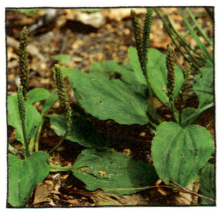

FOTO: Seven75 - Getty Images Pro

BENEFÍCIOS MEDICINAIS: essa erva é rica em fósforo, cálcio e vitaminas A e C, possui ações antibacteriana, desintoxicante, expectorante, analgésica, anti-inflamatória, cicatrizante, depurativa, descongestionante, digestiva, diurética, tônica, sedativa e laxativa. Ela deve ter usada por pessoas que precisam de tratamento de vias aéreas, pois fluidifica as secreções dos pulmões, aliviando a tosse, também ajuda a desinflamar a garganta e eliminar aftas, e auxilia no trato de problemas em todo o restante do sistema, como as amígdalas, laringe e faringe. Também resolve problemas do trato urinário, como alívio de infecções, e problemas gástricos, como azia e má digestão. Para perda de peso, laxante e diurética.

Lembrando que devemos sempre nos hidratar quando usamos esse tipo de erva. E como ela é cicatrizante, ajuda a curar feridas e na coagulação do sangue.

BENEFÍCIOS DA FITOENERGIA: faça um banho de tanchagem após retornar de um dia cheio de trabalho e estiver se sentindo extremamente cansado, como se algo tivesse sugado suas forças além do que o normal. O banho vai limpar essa vibração baixa que está drenando suas forças, restaurando e reequilibrando sua energia para o dia seguinte.

CULINÁRIA: as folhas são consumidas em muitos Estados do Brasil, tanto como salada, como em forma de petisco, sendo feitas empanadas e fritas.

FORMAS DE USO: chá, gargarejo, chá morno, unguento e pomada.

DOSAGEM DE USO: 2 colheres de chá da erva picada para 250ml de água.

CONTRAINDICAÇÕES: não devem usar a tanchagem em pessoas com pressão baixa e obstrução intestinal.

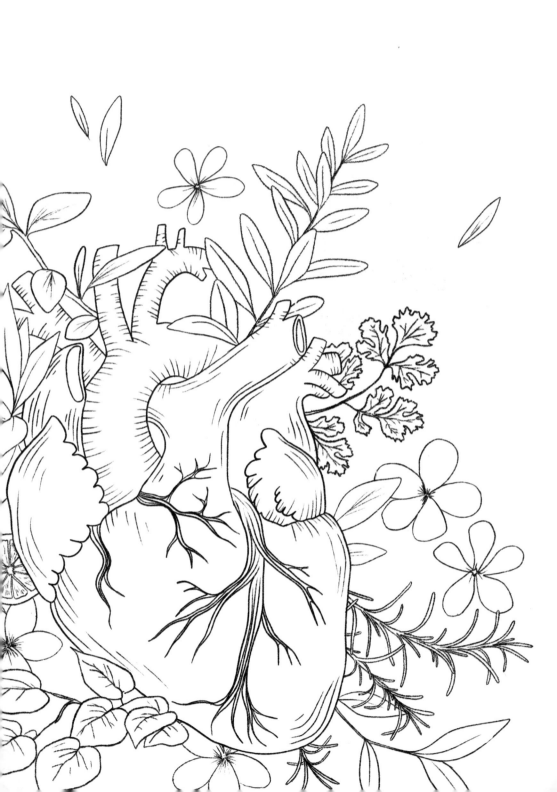

21
MAIS QUE CURAS FÍSICAS

As ervas trazem mais que curas físicas, elas também acalentam o coração, espantando momentaneamente estados de depressão e ansiedade, quando trazidas à tona as memórias afetivas que vêm com seu aroma e sabor.

Pedi a permissão de alguns dos meus amigos dos grupos que tenho nas redes sociais para contar sobre memórias afetivas que acalentam o coração. E se você for tocado com uma ou mais dessas histórias, vá até uma das redes sociais do @eu_ervas_cascas_e_sementes, e conte a sua memória afetiva. Isso ajuda todos os nossos amigos do grupo que ainda têm dúvidas sobre a força e a energia que essas ervas trazem para nós.

Eu amo as plantas... em particular as ervas medicinais e aromáticas... rsrs... coisas da vida passada. Tenho uns vasinhos com algumas... converso com elas, faço carinho e chamo de "minhas filhas".

@_maria_mariahh

SOBRE A HORTELÃ

😇 para os dentes? Quando criança, minha mãe macerava e jogava leite quente em cima, não sei por que, era bom, sei que a gente dormia que nem 😇😂

@fatinha.am

SOBRE O CAPIM-SANTO

Minha mãe já dizia isso, e um pouco mais, capim-santo cura até dor de cotovelo, kkkk☺

@correiadiferdinandofmmhxnh_

Há 30 anos trabalhava numa firma fazendo café e chá, o dono da firma, o senhor Pitta, tomava chá de capim-santo que eu que fazia para ele, o escritório ficava numa espécie de chácara e tinha uns pés desse capim, que ficava longe para eu buscar, aí, um dia, combinei com senhor João, o porteiro, para me ajudar a plantar mais perto do escritório, onde ficava a copa, fez as covas, eu colocava as mudas e ele colocava a terra, passando um tempo, as touceiras ficaram lindas, até seu Pitta perguntou quem plantou, aí disseram a ele que tinha sido eu e o porteiro, seu Pitta disse que "bonito que ficou", ele adorava esse chá, seu Pitta já se foi, tenho saudades desse tempo, só quis contar uma história do capim-santo na minha vida, amo a natureza 😍😍🖤🖤🖤

@barbaracristinag

SOBRE A ALFAVACA

Minha mãe sempre me falou que alfavaca é muito boa para a saúde.

@dflavianamaria

Onde moro tem muita. Aqui a gente pega a alfavaca, faz tipo uma vassoura e limpa a casa, minha mãe diz que é para tirar os maus fluidos. Fervo a erva com galhos, folhas e flor, para dar banho nos meus filhos quando estão muito gripados, ajuda as crianças a dormir melhor, as folhas, uso como louro, no feijão, as flores secas coloco dentro do álcool junto com flores colônia, é muito boa para quem tem problemas com dores de cabeça, e para quem está com tosse, molhe um pano e enrole na garganta. Sempre detrás da porta, deixo umas folhas dela junto com folhas de pião, e espadas de São Jorge, para limpar as negatividades que entram junto com algumas pessoas.

@fidelisivanclea

SOBRE A TANCHAGEM

Essa erva é fantástica. Minha vizinha estava com a filha, que foi diagnosticada com nódulos na garganta, ela fez durante dois meses sumo da planta e dava para a filha tomar duas vezes ao dia, duas colheres de sopa. Quando voltou ao médico, fez exames, não tinha mais nódulos, o médico ficou impressionado e pediu o nome da planta.

@mariaizildaferreirafraga

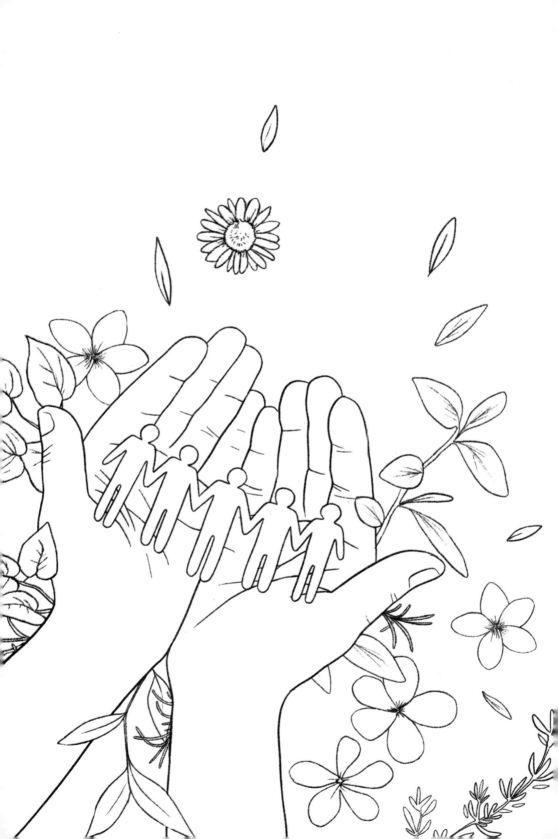

22
AJUDE A SUA COMUNIDADE

Ajude a comunidade próxima a você a ter acesso às ervas mais difíceis de encontrar. Lembrar-se do próximo também melhora o seu sistema imunológico, sabia?

Se você é como eu e tem interesse em fazer um mundo melhor ajudando a quem precisa, que tal começar permitindo que seu vizinho ou sua vizinha, ou sua comunidade, toda pessoa, usufrua também de uma farmácia medicinal?

Se você tem muda sobrando e tem um parque ou uma praça aí perto de onde você mora, que tal plantar algumas das ervas nesse local e disponibilizar uma ficha de farmácia para esse lugar?

Se você fizer isso, pode ter certeza de que vai ajudar muitas pessoas. Mais do que isso, como dizem, quando estendemos as nossas mãos para ajudar, ganhamos um par de asas.

Se a comunidade se engajar no projeto, quem sabe até você vai se beneficiar de novas ervas que serão trazidas por pessoas de sua comunidade.

Tudo o que você precisa é ter vontade de ajudar, encontrar um local bacana que possa plantar algumas mudas e amarrar, nessas mudas ou árvores, as fichas da farmácia.

Se você gostou do projeto e quiser começar o seu, escreva para mim por *e-mail*, posso ajudar enviando algumas sementes.

Também tire fotos e mande para nós ou nos marque no seu Instagram com a *hashtag* #euervascascasesementes, que vamos ajudá-lo a divulgar seu projeto de Farmácia Natural para sua comunidade.

> Eu reconheço que não tem preço
> Gente que gosta de gente assim feito você
>
> (Fragmento, "Eu agradeço", Vinicius de Moraes)

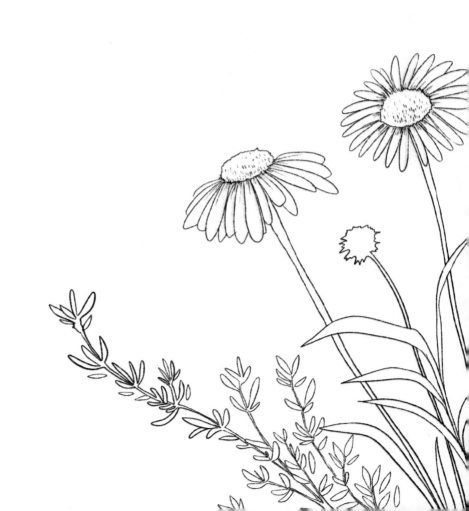

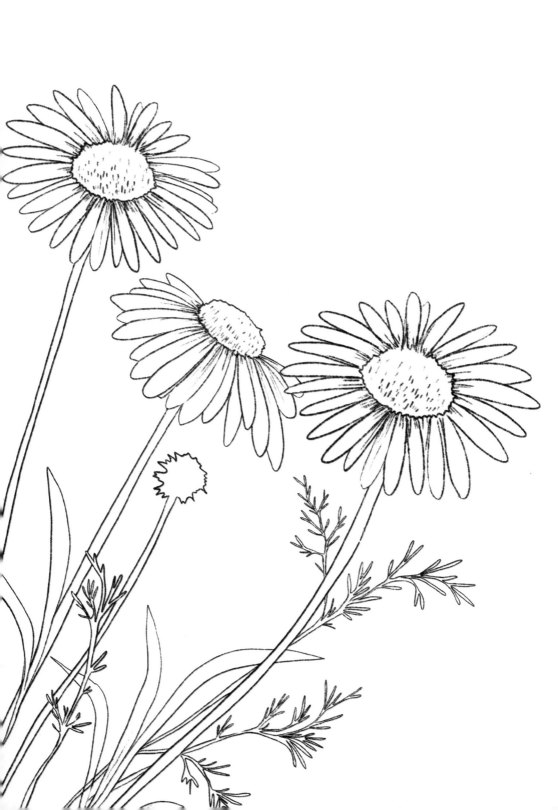

CONCLUSÃO

Bem, chegamos ao fim desta jornada com um pouco mais de informação sobre esse mundo maravilhoso das ervas mágicas, as ervas que curam, que têm a energia e o poder de nos equilibrar, equilibrar nosso corpo e mente para que assim possamos nos curar de fato, e não apenas curar a doença.

Desejo que todos vocês, leitores, possam ter um apreço ainda maior e mais sincero pelas ervas e plantas e virar ativistas contra a destruição de nossas matas que, por sua vez, podem acabar, pondo em extinção diversas ervas muito importantes para a cura das doenças que já existem e para aquelas que nem apareceram ainda.

É importante salientar: no caso de uso das ervas e seus sintomas não estiverem passando, procure um médico que possa avaliar a sua situação. E conte a ele que estava se medicando com fitoterápicos.

Estamos vivendo uma grande mudança, e é nítido que as pessoas não querem mais ser enganadas, elas já sabem onde procurar a verdade. Aquilo que era antigo e ficou para trás está voltando agora, mostrando que jamais deveria ter sido deixado de lado, e a Fitoterapia é uma delas.

Cada dia mais, adeptos procuram formas mais saudáveis de cura, antes de cair nas garras da indústria farmacêutica – mesmo quando são descobertas as curas para determinadas doenças, essas curas são descartadas, por terem lucratividade muito baixa.

Teoria da conspiração? Pode ser, ou não. Está na cabeça de cada um, o que importa é sabermos que podemos escolher. Estou feliz que você, leitor, tenha escolhido o caminho da cura natural e fantástica!

"Eu escolhi o que a natureza me deu, graças a Deus."

(Gabriela Elimelek Cezar)

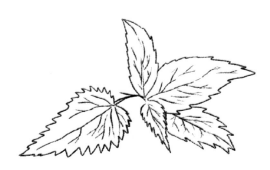

FICHA INDIVIDUAL - LISTA DE ERVAS PARA FARMÁCIA NATURAL

NOME / ENFERMIDADES		ERVAS

FICHA CASAL - LISTA DE ERVAS PARA FARMÁCIA NATURAL

NOMES / ENFERMIDADES			ERVAS

FICHA FAMILIAR - LISTA DE ERVAS PARA FARMÁCIA NATURAL

NOMES / ENFERMIDADES				

			ERVAS

Bibliografia

ANVISA. *Farmacopeia brasileira*. 6. ed., 2019. Disponível em: <antigo.anvisa.gov.br/farmacopeia-brasileira>. Acesso em: 8. de mar. de 2021.

BARROS, José Flavio Pessoa de. *O segredo das folhas*. Editora Eduerj, 1993.

HOFFMAN, David. *O guia completo das plantas medicinais*. Editora Cultrix, 2017.

LORENZI, Harri; MATTOS, E.J. Abreu. *Plantas medicinais do Brasil*. Editora Plantarum, 2008.

MENEZES, Javert de. *A arte do benzimento*. Editora Alfabeto, 2013.

VERGER, Pierre Fatumbi. Ewé. *O uso das plantas na Sociedade Iorubá*. Editora Companhia das Letras, 1995.